养胃补脾
享天年

全国知名中医脾胃专家
BTV《养生堂》主讲嘉宾 **李乾构** / 著

吉林科学技术出版社

图书在版编目（CIP）数据

养胃补脾享天年 / 李乾构著. -- 长春：吉林科学
技术出版社，2021.8
ISBN 978-7-5578-7918-1

Ⅰ. ①养… Ⅱ. ①李… Ⅲ. ①益胃②健脾 Ⅳ.
①R256.3

中国版本图书馆CIP数据核字(2020)第243712号

养胃补脾享天年
YANG WEI BU PI XIANG TIANNIAN

著 者	李乾构	
出 版 人	宛 霞	
策 划	端金香	
责任编辑	张延明	
助理编辑	郭劲松	
封面设计	长春美印图文设计有限公司	
制 版	长春美印图文设计有限公司	
幅面尺寸	170 mm×240 mm	
开 本	16	
字 数	220千字	
印 张	13.5	
印 数	1-6 000册	
版 次	2021年9月第1版	
印 次	2021年9月第1次印刷	

出 版 吉林科学技术出版社
发 行 吉林科学技术出版社
地 址 长春市净月区福祉大路5788号
邮 编 130118
发行部电话/传真 0431-81629529 81629530 81629531
81629532 81629533 81629534
储运部电话 0431-86059116
编辑部电话 0431-81629518
印 刷 吉林省创美堂印刷有限公司

书 号 ISBN 978-7-5578-7918-1
定 价 45.00元

把"后天之本"调养好了，健康就有了

我问过很多人：你们对自己的脾胃了解有多少？大部分人告诉我：脾胃嘛，不就是消化器官吗。人们回答得固然没错，胃是名副其实的消化器官，脾是协助胃消化的器官。可是，脾胃到底在我们的身体中扮演怎样的角色，它们有多重要呢？

在五脏六腑之中，脾胃是能够起到主导作用的，所以我常常这样对身边的朋友或患者说："五脏六腑胃为主，你们要把自己的胃照顾好。"从有数千年历史的中医角度来讲，脾胃是"后天之本，水谷之海，气血之源"，是维持人身体正常代谢和生长发育的根本。

脾胃被称为"后天之本"，这是特别有道理的。

人出生之后，模样、身体素质等取决于父母，并不由自己控制，这是先天，是父母给的，改变不了。身体上的"先天不足"怎么办？就要好好"养"，通过后天的努力来调整。

那么脾胃为什么被称为"后天之本"呢？这是因为人出生之后，脱离了母体和脐带，人体所需要的营养物质都需要脾胃来加工处理。脾胃能力强，生命质量就好，反之，生命质量就差，所以脾胃是"后天之本"。

我接触过很多的病人，他们经济条件都很好，也很注意健康和营养。但很奇怪的是，无论他们怎么吃、吃什么有营养的东西，身体机能和精神状态都不理想。

例如，很多女士骄傲地宣称自己"吃什么都不胖"，实际上很有可能是她们的脾胃出了问题，导致无法正常消化和吸收，而这类人往往容易患上不同类型的疾病。因为"后天之本"出了问题，营养跟不上了，身体的免疫力就会变差。

脾胃是一对"孪生兄弟"，它们总是步调一致地为我们的身体工作。食物在它们的协同工作下，完成了消化、吸收和排出的"加工"过程。从中医辨证的角度来看，脾胃相连以膜，其性一湿一燥，气机一升一降，功能一运一纳，在生理上相辅相成。所以，要想身体好，脾胃必须养好。

生活中，常有人会问道："脾胃真的这样重要吗？"这话我能理解，一来人人都会强调自己专业的重要性，所以这种质疑很好理解；二来在大多数人的认知里，和肝、肾、肠等器官相比，胃就像一个大口袋，既结实又笨拙，似乎不起重要作用。事实真的是这样吗？

在中医里，我们把胃称为"水谷之海""太仓"，它属于三焦中的中焦，"中焦者，助脾胃，主腐熟水谷"。

虽然胃的主要作用是"主受盛饮食"，跟肝肾比有点自惭形秽，但"五脏者，皆禀气于胃；胃者，五脏之本也。元气之充足，皆由脾胃之气无所伤，而后能滋养元气。若胃气之本弱，饮食不节，则脾胃之气既伤，而元气亦不能充，而诸病之所由生也"。

同时，脾的作用也一点都不容小觑，脾主运化水谷精微，是人体摄取营养物质的主要器官，是气血生化的源头，脏腑经络的枢纽。人体精、气、血、津液的化生，都离不开我们吃进肚子里的食物。更准确地说，都取决于身体消化掉的食物。这个时候，脾的功能显得尤为重要。

脾虚的人多半消化功能不好，食物进到胃里，根本消化不掉，这样的人，身体能好吗？

所以，脾胃在其中扮演着至关重要的角色，脾胃的盛衰，直接决定了我们身体抵抗力的强弱。所以，"内伤脾胃，百病由生"。对脾胃的健康，我们怎能不引起重视？

唐代名医孙思邈提出过一段话："上工治未病，中工治欲病，下工治已病"。作为一名老大夫，我不仅仅满足于做一个治病的"下工"，而是想要像传说中的"上工"那样，做一个在病情发作之前就能给人治病的人，让患者在诊疗前后都没有患病的感觉。所以我写了这本书，希望大家能够通过自我调理来改善自己的脾胃功能。

在这本书中，我将会向您介绍我多年以来总结出的"轻调脾，娇养胃"的方法。任何方法都需要我们日积月累的实践，才会见到令人惊喜的效果。特别是长期饮食不节和生活没规律造成的脾虚、胃病，更不可追求一下调好的结果。慢病需要慢养，欲速则不达。

希望这本书能成为您走向健康的好帮手。

目 录
CONTENTS |

第一章

脾胃一老人就老

1. 百病皆由脾胃衰而生

脾胃究竟对我们人体有多重要，其实很多人都不了解。很多病人来我这里看病，我经常对他们说："你啊，早就该来了！"

为什么这么说呢？很多人都是因为没有养成好的饮食习惯，所以把脾胃伤到了。我接触的患者经常是暴饮暴食或饮食无常的人。起初，您或许并不在意，以为胃偶尔有点难受不要紧，忍一忍就好了。可是这种忍发展到最后，结果一定是胃炎、胃溃疡等病。

我们中医讲究"治未病"，什么意思呢？就是在生病之前就把危机去除。但是，大多数人都没有这个观念。人们常常觉得医院就是治病的地方，有了病才去医院治。这样想也并非完全错误，但关键的问题在于很多病症如果一开始得不到根治，就会从轻病演变成重病、慢性病。慢性胃病治起来确实很难，可能需要几个月，甚至是一两年才能治好。

这种感觉就像种树。树小的时候长歪了，很容易就能把它扶正，之后继续笔直地成长。如果这个时候不注意，不去管它，树会越长越粗、越长越歪，等它长成了大树，再想去纠正它，可不会像纠正一株小树那么容易了。很多"歪脖树"都用铁架子支撑着，但是也已经不能长成笔直的样子了。

我们身体也是这样的。我每天都接触肠胃不好的人，有的人真的很痛苦，在和我描述病情的时候就差说"大夫啊，救救我吧"。这就是小病不在意，最后忍不了了才想起来看医生。特别是慢性的肠胃病患者，很多人用了几年的时间去"糟蹋"自己的脾胃，然后寄希望于医生用几天的时间把病灶去除，这种想法不切实际。

来我这里看病的年轻人很多，所以脾胃病并不是老年人的专利，这句话大家一定要记住。很多年轻人为了事业透支了身体，经常饥一顿、饱一顿，结果把脾胃伤了。有的人感觉胃疼、胃胀了，其实这是身体发出的信号，这个时候不是"治未病"了，而是小树长歪了，需要您赶紧扶正它。但是很多朋友选择了忽视，认为喝点儿热水、喝点儿粥就能养好，其实这是大错特错的。时间长了，小毛病就变成了大问题。还有很多人觉得脾胃没那么重要，甚至不知道脾是做什么的。我的经验告诉我，脾胃是身体的"生命线"，脾胃出了问题，身体就会遭殃。

为什么我说脾胃这么重要呢？中医讲脾五行属土，属于中焦，共同承担着化生气血的重任，所以说脾胃同为"气血生化之源"，认为人体的气血（相当于我们常说的能量）是由脾胃将食物转化而来的，又说脾胃是"后天之本"，就是人生存的根本。脾胃出了问题，气血就会受到影响，一方面是您可能会没胃口、不想吃，营养跟不上，身体素质肯定下降；另一方面是您吃了也消化不良，食物无法转化成气血，所以脾胃不好的人一定会精力差，没有气血哪儿有精气神啊，这个道理很好懂吧。

我们有句老话说得好："嘴壮的孩子身体壮。"说的就是那些能吃能喝的孩子身体长得好，不易生病。嘴壮的孩子，其实说的就是脾胃好的那一类孩子，这种小孩消化能力好，所以到点儿就饿，就要吃，也能吃，还不易积食。这样的孩子才身体强壮、长得快、不易得病。

再比如说月经不调的女士，仔细一查，其中很多患者都有脾胃方面的问题。脾胃失调，气血不足，经络不通，肾气也会受影响，生殖系统就不会好啊，所以女人要想生殖系统好，一定要先调好脾胃。

脾主运化，胃主受纳通降，脾胃相互协作，让我们身体能消化吸收食物中的精华，为身体供给足够的气血。以至古代名医李东垣在《脾胃论》中说"百病皆由脾胃衰而生也"，可见，脾胃的健康对我们身体的健康，影响是多么巨大。

了解这些之后，您还会忽视脾胃的健康吗？

2. 脾胃好的人更长寿

改革开放以后，我们国家经济条件好了，老百姓的生活质量上来了，对长寿的期望值也就越来越高了。健康长寿成为每个人都希望的事，而那些山清水秀的长寿之乡，受到越来越多的关注，也成了人们旅游、养老的首选之地。本来嘛，有好日子过，人才会更希望长寿，可以多活几年、多享享福，对吧！

说到长寿，可能很多人第一时间想到的是先天遗传，也就是中医说的"肾好"。其实不然，以中医理论和我多年的行医经验来看，健康长寿最重要的因素来自后天，也就是"脾胃好"。

以色列本古里安大学的一项研究发现，老人的胃口与死亡率存在关联，对于胃口不好的老人，死亡往往来得更早。研究人员对1258名70～82岁的老年病人进行了长达9年的跟踪调查。从事该项研究的丹尼特·沙哈博士表示，在排除了老年人活动量、人口学特征、营养等影响因素后，得出结论：胃口好的老人死亡风险低。

如果我们经常关注健康长寿方面的新闻，就会发现：几乎在所有长寿老人的长寿经验里，你都会看到"胃口好"这三个字。有人曾经问过我："中医总说要忌口、要清淡、要素食，但是为什么我在有些关于长寿老人的报道里，看到的都是他们爱吃肉、年糕这类的食物呢？"

我告诉他："那是因为他们后天脾胃养得好。虽然到了这把年纪，但还很像年轻人的状态。即使吃了油腻又不太利于健康的肉类食物，或者是不好消化的年糕之类的黏腻食物等中医认为要忌口的食物，对他们身体的损害也不太明显。就像有些年轻人仗着自己脾胃好、身体棒，即使胡吃海喝、不注意忌讳，不良影响也不会马上显现出来一样，这只是从侧面证明了他们的脾胃功能的确还不错而已。"

很多年前，我的一个学生陪着父母来找我。他父亲有老胃病，脾胃总是不舒服，还伴有各种慢性病，一看面相就是未老先衰的样子。他母亲说："李大夫啊，您快给他治治吧！"

他父亲跟我说："我得胃病时间可长了，从来都没认真对待过，但是前不久，一个和我一样有老胃病的老朋友去世了，对我触动真的很大，这才下定决心来您这儿好好治疗。"事实证明，他也真的说到做到，坚持治疗了很长时间。

我诊察了他的情况，发现他不只是脾胃的问题。因为脾虚日久，早就波及了肾，出现肾阳虚衰，所以还伴有面色㿠白、形寒肢冷、肢体沉重、夜尿频多、五更泄泻等情况。我给他开的配方以真武汤加减，方中以附子、干姜温补脾肾阳气，人参、白术、茯苓健脾益气利湿。

　　几个疗程之后，他恢复了一些脾胃的正气，脸色好多了，我就给了他一个脾胃养生粥的配方，让他用这个方子长期调养脾胃。他跟我说："我以前一直觉得胃病就是个慢性病，不好不坏没关系，但是没想到，我的病友一下子就那么严重。您放心，这次我一定遵照医嘱。"

　　我告诉他："中医认为'脾胃居中，为五脏之本'。你想，这么重要的位置，如果它出了问题，怎么可能没关系呢？脾胃虚损日久，会影响到身体其他各个脏器，到时候不只健康不保，连性命也堪忧啊。"

　　说到健康长寿，每个人可能都看到过一些窍门，有人说吃这个很补，有人说住那里很好。其实要我说，我们讲"健康长寿"，要先有健康，才有长寿。想要拥有健康，必须先有一个好胃口，能够把食物充分消化、吸收，五脏六腑才有能量补给。

　　反之，即使我们很长寿，如果吃不香、睡不好，今天这儿不舒服，明天那儿难受，这样的长寿又有什么意义呢？从前我有一个病人朋友就曾深有感触地对我说："我现在才知道，没有健康的长寿是痛苦的，根本就是活受罪。如果拖着病重的身子活很久很久，这样的人生简直就是噩梦。"

　　脾胃是后天之本、气血生化之源，尤其是足阳明胃经，多气多血，直接上达滋养于头面部，才能保有您青春的容颜。随着年龄的增长、脾胃的虚衰，足阳明胃经对头面的滋养不足，面容就会开始枯焦衰老，头发也会开始逐渐脱落。所以《黄帝内经·素问·上古天真论》上说："五七，阳明脉衰，面始焦，发始堕。"这充分说明，只有脾胃好、气血充足，我们才能青春常驻。

　　如果您是60岁的年龄，却有30岁的脾胃，体力好、精神足、生命质量高，根本看不出实际的岁数，肯定健康长寿；反之，如果您的脾胃很差，脸上就会写着"未老先衰、风烛残年"八个大字，整天一副吃不下饭、睡不着觉、有今天没明天的样子，如果是这样的脾胃，连健康都没了，谁还信会长寿呢？

3. 一个人只要胃口好，生命力就旺盛

　　肥胖成了流行病以后，节食减肥在社会上盛行一时。在人们的观念中，"不贪嘴、不好吃"成了令人骄傲的优点；而"嘴太壮、管不住嘴"就成了毛病。在这种观念的影响下，老年人没有胃口、食欲不好的问题常常容易被忽视，大家没太把它当回事儿。

　　更何况自古以来，我国民间就有一种说法，叫"有钱难买老来瘦"。很多人都觉得，岁数大的人还是瘦一点儿更健康，所以少吃一点儿没问题。

　　少吃一点儿的确算不上什么大问题，但必须是在精神状态很好的前提下。如果是多种慢性病缠身，或者是精神状态不佳，这种情况下的胃口不好、吃饭不香就要留心一下了，看是不是老年朋友存在着脾胃不好的问题。

　　我们说的"胃口好"，是指很想吃、吃得下、吃得香，这种很想吃东西的愿望就是食欲，也就是有明显的饥饿感。虽然少数疾病会导

致食欲异常增加，比如甲状腺功能亢进、糖尿病等，但是它们表现出的过于强烈的食欲是病态的。除此以外，一般来说，一个人的食欲旺盛，就代表着他的生命力旺盛、新陈代谢旺盛、脾胃功能旺盛。

如果一位老年人先天脾胃功能强健，或者后天脾胃保养得宜，上了岁数以后还是吃得饱、睡得香、消化吸收功能非常好的话，你会很明显地看出来他的体力很好，平时精神头儿很足，这才是健康长寿的第一保证。

曾经有一位老先生托他的亲友辗转找到我，为的却是看一个很简单的小病——感冒引起的慢性咳嗽。治疗这位老先生唯一的难点，就是他的咳嗽迁延不愈，总是好不利索。我问了他的患病经过，也看了以前大夫的诊治处方，结合他的舌苔和脉象，给他开了个方子。

治疗一段时间之后，有一天他很高兴地来找我，说他终于彻底好了，说这次是特意跑来感谢我的。

他对我说："李老啊！还是您的医术高明，几服药就把我的病彻底去根儿了。"

我告诉他："你可以对比一下，我开的方子和之前其他大夫的方子差不了多少。"听我这么说，他一脸的不信，说："怎么可能呢？我之前好好坏坏的，拖很长时间了，就是不去根儿啊。"

其实，真的不是我的医术更高，我只是比别人多注意了一些细节。那么，到底是哪些细节呢？

我留意到，除了咳嗽等一系列肺系疾病的症状以外，他描述的病情还有痰多、纳差的情况。因为病拖得时间比较长了，久咳伤正，他的咳嗽又伴痰多，说明很可能肺虚及脾，也就是肺气虚弱之后，可能已经连累着脾气也虚了。中医认为"脾为生痰之源，肺为储痰之器"，所以才痰多。

更为重要的是他曾经提到过："咳嗽太久不好，连吃饭都受到了影响。"也就是出现了"纳差"。

纳差，就是胃的受纳功能差，也就是食欲不好。其实，他的情况并不是咳嗽影响了吃饭，而是咳嗽日久，从肺的实证渐渐变成了脾肺气虚的虚证。因为脾的功能受到了影响，所以才导致吃饭不好、没有胃口。因此，我在原有止咳汤药的基础上，加入了最擅长健脾胃的"四君子汤"，目的是健脾以补肺。

我跟他说："你之前吃的那些方子，辨证很准确，处方也很得当，我们的用药其实差不多，只是我多加入了几味健脾胃的药。虽然加的药味很少，也很普通，看起来很不起眼儿，但作用却并非无足轻重。它们可以增加你的脾胃正气，帮助其他药材更好地发挥作用。"

临床上，很多老大夫都有这样的经验：当辨证准确、疗效却不尽如人意的时候，就会想一想这其中是不是有脾胃的问题。酌情加上一些健脾胃的药，既促进了药物的吸收，又能帮助病人恢复食欲，加强了抵御疾病的气血供应，促进机体的自愈能力。对老年人来说，脾胃功能常常会直接影响很多慢性病的发展和转归。

大家都知道，中国历史上有一位很著名的廉颇老将军，他的名字几乎家喻户晓，而"廉颇老矣，尚能饭否"的典故也同样非常有名。

《史记·廉颇蔺相如列传》中记载：廉颇将军老了以后，住在其他诸侯国。当情势需要的时候，赵王想再次重用他，就专门派人来了解他的身体状况。来人看到廉颇将军虽年事已高，但是"一饭斗米，肉十斤", 饭量非常大, 这就说明他脾胃很好, 年老而体未衰, 仍旧可以披甲上阵、带兵打仗。

但是这个故事并不是皆大欢喜的结局, 而是出现了反转。派去查看的使者是奸臣的手下, 他对赵王说: "廉颇将军虽老, 尚善饭, 然与臣坐, 顷之三遗矢矣。"意思就是说, 廉颇将军虽然老了, 胃口还是非常好, 只是吃完饭以后, 和我坐了一会儿的工夫就跑了三趟厕所。你想想, 一个人虽然很能吃, 但是吃了就泻, 食物不消化、营养不吸收, 这脾胃能好吗?

这个典故的前半部分, 加上后面的反转, 都充分说明了: 在古人的养生观念里, 对脾胃健康的重视程度是非常高的。他们清楚地知道: 老年人只要脾胃好, 就表示身体棒, 老当益壮; 但如果脾胃差, 就表示身体虚, 不堪重用。因此, 这个故事的结局就是"赵王以为老, 遂不用"。也就是, 赵王听信了谗言, 他确信廉颇"脾胃老, 人亦老"。

现在您懂了吧? 对于老年人来说, 胃口好、脾胃强健, 是多么重要的一件大事啊!

4. 想长寿，尽量别让脾胃受伤

在吃饭这方面，现在的年轻人和我们那时候有很大不同。我们那个年代，没有那么多的饭馆，一家几口，甚至三代、四代同堂，每个人都是在家吃自己家人做的饭，一年到头就是那几样家常饭菜，连水果都是先让孩子吃。现在不一样了，食物的种类这么多，感觉人人都比古代的皇上还幸福。为什么呢？

以前的皇上，冬天想吃个西瓜，那是不可能的，连开心果是什么样子都没见过。杨贵妃想吃应季的荔枝都要靠快马，一个驿站接一个驿站地跑，才能送来那么一小包。结果还因为这一包荔枝，让皇上落下个"一骑红尘妃子笑，无人知是荔枝来"的坏名声。而现代的人冬天可以吃到夏天的水果，夏天可以吃到冬令的蔬菜。许多家庭条件好的人，都可以随时吃到世界各地的粮食、水果、蔬菜，想起来真是神仙的日子啊。

但是，这并不意味着没有新问题。为了供应现在这么多人口的需求，提高粮食、蔬菜和水果的产量，降低成本，近百年来人类开始大量使用化肥、农药。我曾经和一个承包大棚种菜的商贩聊天，我问他："你的菜上化肥了吗？"他亲口跟我说："大叔，我也不骗你，现在的地，不上化肥根本就长不出东西来。"

以前冬天土地都是撂荒的，土壤会自然地休养生息。现在很多大棚四季种植不休息，也不再用农家肥养地，所以，这样的土地被过分榨取，养料匮乏，种植只能依赖化肥。为了利润，农民用化肥或多种植物激素快速催大植物，比如大家知道的"西瓜膨大剂"。西瓜根本来不及吸收足够的"日月精华"，就在膨大剂的作用下快速长大，因此难免营养不足，真应了"金玉其外，败絮其中"这句话。

我自己种过水果，家里人吃了以后说："自己种的就是不一样，外面买的吃好几个都不饱，自己家种的吃两个就特别饱，而且口味好，好久没吃到过味儿这么地道的水果了。"不用问，当然是这样的水果更养胃了。

租住在我们小区的一个小伙子，既是我的邻居，又是我的病人，年纪轻轻就得了胃病，他得病的过程就很能说明饮食对保养脾胃的重要性。他毕业以前都是在家乡生活的，而且城市小，学校离家很近，一直都和父母在一起，吃住都在家里。他说："那个时候是我最幸福的日子，父母就是我的免费保健医。我父母那一代，既会做饭，又特别心疼孩子，经常买各种好东西，变着花样给我做好吃的，就为了让我顺口，让我有营养。脾胃可好了，身体特别壮。"

"后来毕业了，跟同学一起出来打工，想到大城市见见世面，好吃好喝的日子也就结束了。我们几个大小伙子都不太会做饭，顿顿都去小摊、小饭馆，没办法呀！这不，才几年就把胃吃坏了。"

的确，现在的年轻人机会多，压力也大，一门心思忙着出去打工挣钱了，其他的什么都顾不上，也没兴趣。如果是本地人，没结婚以前跟父母住是最幸福的阶段，万事不操心，还吃得好、喝得好，脾胃自然健康。

我就看到过，有的父母特意给孩子买没有化肥、农药的有机蔬菜。我有一个朋友，他们家的蔬菜和水果都分两个篮子装，我很好奇，问为什么。他说："这种是有机的，是给孩子吃的，孩子正长身体呢，健康最重要；那种是普通的，是大人吃的。"因为有机菜贵，所以家长自己舍不得吃，真是可怜天下父母心啊！

大多数年轻人就没有这么幸运了，因为异地打工，远离父母家人，在吃饭这方面没人可以照顾。很多这一代的年轻人，上学期间只能吃食堂的饭菜，食堂卖什么就吃什么，根本没得挑。工作以后，自己挣钱了，生活条件是改善了，但是吃饭这方面却还是得靠别人，只不过把用餐地点从食堂换成饭馆了。自己没有时间做饭，或者懒得做饭，或者干脆根本就不会做饭，完全是把饭馆当自家厨房，把自己的脾胃健康都承包给餐馆的厨子了。

商业的特性是追求利益最大化，降低成本、提高利润是必然的。在这种情况下，购买做饭的原材料就肯定是尽量选便宜的，不会太在意品质好坏、化肥农药超标什么的，再加上滥用食品添加剂，这样的饭菜吃久了，就难免有营养少、毒素多、伤肝肾、伤脾胃的问题。

肝是身体的解毒器官，但是毒素多了，也会深受其害；肾是我们的排毒器官，毒素多，排不出去，滞留在那里，肾脏本身也会中毒；脾胃更甚，它们是专门负责吃饭的，饭菜里有任何问题，脾胃首当其冲，躲也躲不开。

我接诊过很多中老年胃病患者，都是年轻的时候不注意脾胃的健康，由着性子吃，脾胃不舒服了也不重视。岁数大了以后，天长日久问题多了，脾胃的毛病渐渐浮出水面，但已经从功能性病变累积成了器质性病变，这时候才知道着急，可惜已经太晚了。

有句老话叫作"年轻的时候人找病，老了以后病找人"。虽然现在生活条件好了，但是年轻人伤脾胃的机会比以前多了，所以，多学习脾胃养生的知识，知道怎么保养自己的脾胃，就变得尤为重要。

5. 脾胃不好的人吃不香，也睡不香

我发现不少人觉得脾胃的问题是小毛病，关系不大，所以根本不把好好吃饭、保护脾胃当回事，觉得凡事都比它重要。其实不然，脾胃不好对人们日常生活的影响是很大的。即使是那些事业发达、生活优越的成功人士，看似不起眼的脾胃病也常会让他们的生活质量大打折扣。

在我多年的行医过程中，接诊了不少这样的人。比如张先生，在当地是一名优秀的企业家，生意做得很红火。因为太专注于事业，总是忽略身体发出的警告信号，最后在事业可以更上一层楼的时候，身体先撑不住了。他对我说，他是白手起家的，早期相当辛苦，为了跑客户，三餐都是随便凑合，有时间就吃，没时间就扛到下一顿，靠着年轻时身体底子还不错，有点儿胃肠不适的毛病时，吃点儿小药也就过去了。

我问他："那你后来条件好了之后，有没有好好吃东西、好好养脾胃呢？"

他说："有啊。后来我事业越来越有起色，赚的钱多了，天天大鱼大肉都不成问题，好吃的东西可劲儿吃，把年轻时候亏嘴的那部分都补回来了。不过没想到，之前还不太严重的胃肠毛病反倒重了。"

根据我的经验，我又问他是不是有饮酒的习惯。果然，他说生意做得越大，应酬就越多，常常推杯换盏，不醉不归。

据他回忆，早些年为了创业真是废寝忘食。除了吃不好，也从来没有好好休息过，加班熬夜是家常便饭。那时候他心想，等到项目拿下来，使劲补几觉，不就行了吗。没想到，睡眠不是可以先透支再还款的银行账户，日久天长，等想好好睡的时候，失眠的毛病已经落下，甩都甩不掉。

他说："现在我是吃不好也睡不好，到了饭点儿也没有食欲，嘴里老是没滋没味的，胃里也经常不舒服，自己用手揉揉就好受点儿。再加上严重失眠，一天到晚没有精神，在家里连话都懒得说。我现在真是食不甘味、寝不安席，就连做一个吃得饱、睡得着的正常人都成了一种奢望。"

我告诉他："你啊，不管是年轻的时候饥一顿饱一顿地吃不好饭，还是后来猛吃好的、暴饮暴食、过度饮酒，都一样伤害脾胃。"我们的脾胃就像是建在我们身体里的一个食物加工厂，到时间了就要给各部门输送营养物质，各个脏器才能正常工作。过饥的时候，生产线上空空如也，工厂无米下锅；过饱的时候，生产线上原料堆积如山，却不够人手处理。在这两种情况下，我们的脾胃都没办法正常工作，就没有产品供给身体各脏器的能量需要。当然，这其中也包括了脾胃自身的能量需要，没有能量的及时补充，脾胃自然会亏虚。

《黄帝内经·灵枢》上说："脾气通于口，脾和则口能知五谷。"脾胃健康，才能食欲旺盛；脾胃虚弱，就是看见好吃的也没有胃口，吃下去了也不能被消化吸收。

还有失眠的问题。熬夜思虑、劳心劳神本来就会暗耗心血、损伤心神，就像《景岳全书》写的："劳倦、思虑太过者，必致血液耗亡，神魂无主，所以不眠。"失眠严重的人即使加倍休息也无法改善，这就和脾虚日久、心失所养有着很大的关系了。脾虚了，心的气血供应也就会亏少，导致心脾气血两虚，心神失养，酿成顽固性失眠。

你看，看似无关联的吃饭、睡觉两方面的毛病，实质上都是脾出了问题，是脾胃运化水谷精微的功能出现故障之后的连锁反应。脾胃不好的人，吃不香，也睡不香。

根据他的情况，结合脉象，我给他用了能够补益心脾、益气养血的归脾汤。方中人参、白术、黄芪益气健脾，针对脾虚的根本，也改善消化系统症状；当归、白芍、熟地、桂圆肉补血兼养心安神，协助解决失眠的问题。

这位患者朋友连续治疗了几个疗程之后，气色好转了不少，食欲和睡眠都有了明显改善。他很高兴，说："吃中药调理以后，我看到了恢复健康生活的新希望。"我跟他讲："现在能醒悟，为时不晚。你原来事业的成功是拿宝贵的身心健康做代价换来的，成本太高了，那是真正的亏本生意。"之前我看新闻，麦当劳的前总裁过劳死，报道中特别提到：因为工作忙，他经常顾不上吃饭，饿了就靠吃几颗罐子里的糖果硬扛过去。你想啊，这样时间一长，脾胃能不出问题？中医讲"脾胃为后天之本"，如果这个支撑你生存的根本动摇了，你说我们这棵"生命之树"还能有活力吗？

日常生活中，损伤脾胃的因素本来就很多，比如说大家都知道的垃圾食品、化肥农药、有毒食品添加剂等，这是社会普遍问题，我们很难靠个人力量来完全避免。在这种情况下，如果我们再加上烟酒应酬、饥饱劳碌这些不健康的生活方式，那么可想而知，脾胃就会不堪重负和受到伤害。像吃不香、睡不香这种情况，就是典型的亚健康表现。看似不是大病，但可让我们每天过得很不好受，生活质量很差，是不是背离了我们当初努力追求成功、想好好享受人生的初衷了？

第二章

"十个人五个虚"，说的就是脾虚

1. 脾主运化，乃气血生化之源

　　大家都说如今是个看脸的世界，无论是想找个好工作，还是想找个好对象，现在都流行看"颜值"，脸长得好不好看成了第一参考指标。正因为如此，化妆好像成了每个女孩子的必修课，我就曾经看到一个视频，有个明星的女儿，才几岁大的孩子，就在讲如何化妆了。

　　但是，人们似乎觉得光化妆还不够，甚至开始流行整容，割双眼皮、垫鼻子、削下巴……这个时代大家好像空前地爱美。但要我说啊，这只是嘴上说爱美，还不算是心里爱美，诚意和专业度都还远远不够。为什么这么说呢？看看大家爱美的方式就知道了，美来美去都只靠"画皮"。即使是明星、模特，在高清电视上，也能清楚看到脸上厚厚的粉；网上所谓的"美女"，也都是靠化妆、整容加修图，好多人口中的大美女，一见真人、一素颜，立马儿就"露馅儿"了。

　　如果真的特别爱美，就会去追求真正的美。自古以来，真正美丽的美人都有白里透红的脸色，加上吹弹可破的皮肤，这才叫"秀色可餐"。现代人却是既看脸又丢脸，网友一见面，电视一高清，就像白骨精一样原形毕露了，所以有人说，化妆即"画装"，现在人的美很多都是画出来、装出来的。

真正健康的美必须由内而外，也就是先保证气血的充足。中医认为"有诸内，必形诸外"，意思就是说，我们的身体里面是什么样子，外面就会表现出什么样子，它是表里如一、不会骗人的。所以，只有拥有内在的健康，才会拥有外在的美丽。

现代科学也告诉我们，皮肤是人体最大的器官，它反映着我们全身的健康状态。它的角蛋白吸水，维持皮肤的柔润，防止干燥、皲裂；皮脂腺分泌皮脂，形成一层弱酸性的保护膜，锁水保湿，成为我们的天然面霜。要实现这些功能，都要靠真皮层下的深部血管网为其提供营养，也就是说，只有血液循环好，才能拥有红润光泽、富有弹性的健康肌肤。

有一位张女士，她是企业的中层管理人员，她患病的经历就很能说明气血对我们健康的外表有多么重要。她跟我说："我以前是一名护士，因为经常值夜班，生活饮食不规律，落下了胃病。后来，为了更好的前程，我辞职去了医药企业工作，奋斗了几年，就在即将有升职机会的时候，发现自己怀孕了。"

她说："我当时连想都没想，就去做了人流，但是从那之后，身体就大不如前了。我出现了头晕、心慌、气短等问题；看资料或者看电脑时间长了，就跟晕车似的；有时候还犯恶心，有几次突然站起来的时候，都差点儿晕倒。看过西医，有的说颈椎病，有的说梅尼埃综合征，但是吃什么药也得不到根本的改善。精神越来越差，工作常常力不从心，连升职的机会也让别人抢走了。"

她看上去脸色很差，虽然五官比较端正，但明显比实际年龄苍老得多。她自己说："我年轻的时候脸色特别好，但是后来值夜班太多，脸色就没那么好了，尤其是做人流以后，不化妆都出不了门。我今天是特意没化妆来看中医的，要在平时，可不敢这个样子素颜见人。"

她继续说："我现在特别后悔，那次做人流让我的孩子丢了一条命，我也好像跟着少了半条命。我以前看人家宣传，说人流对健康影响不大，为什么到我这儿，就不是这么回事了呢？"

我跟她说："人流不只是大出血，无形之气也消耗很多，是非常伤身的，对身体的影响并不亚于生育，就像人们管流产叫'小产'，人流也是同样的道理。除此以外，像月经过多、献血、手术等，也都会明显出现气血两伤的表现，但由于体质的差别，会朝着阴虚或阳虚的方向发展，阴虚则五心烦热，阳虚则肥胖、气短、四肢不温等。"

从现代医学的角度看，我们只看到失血，但中医却认为，人流会使人气血两失，元气大伤。我们的身体靠脾胃功能的强健，将摄入的水谷转化为气血精微物质，但她有胃病，会导致脾胃功能减弱，精微不足、生化无源。气血本来就亏虚了，再加上人流又伤气血，气虚则清阳不升，血虚则清窍失养，故而发为眩晕、低血压等症状，所以《黄帝内经·灵枢·卫气》讲"上虚则眩"。

中医讲："气为血帅，血为气母，气赖血以附，血载气以行。"只有气血共同上达头面，滋养清窍，我们才能神清气爽、耳聪目明、脸色健康、红润、有光泽。都说浇花要浇根儿，这个根儿就是脾。脾胃为后天之本、气血生化之源，它就像一台加工纯天然美容保健品的机器，只有脾胃好，我们才能营养充足、美颜如花。

根据对她的辨证，我给她开了健脾养心、益气生血的方子，以归脾汤合补中益气汤加减。方中以党参、白术、茯苓益气健脾，黄芪、升麻、柴胡补气升阳，当归、熟地、大枣补血养心。

治了几个疗程之后，她的头晕、心慌等症状明显减轻，血压也恢复了正常，能像平常人一样阅读资料了。《景岳全书·眩运》上说："原病之由，有气虚者，乃清气不能上升，或汗多亡阳而致，当升阳补气；有血虚者，乃因亡血过多，阳无所附而然，当益阴补血，此皆不足之证也。"当我们的脾健旺了、气血足了，眩晕自然就缓解了。

她每次来复诊，都特意不化妆。她说："李老您看，我觉得自己脸色好多了，终于又有点儿血色了。"我告诉她："对啊。只有脾胃好了，才能生化气血；气血充盈了，脸色才会红润有光泽。"

有人也许会说："只要有血就行了呗，为什么还非要有气呢？气这种东西无形无相的，肉眼看不见，怎么知道它有没有作用呢？"其实不然。无形的东西作用才更大，就像我们的手机，如果只有零件，没有电磁波，也根本没有用。没有气的血是死血、瘀血，就像没有气的人是死人一样，人没气就没命了，虽然全身的血都在，但是没有用。因此，活的血必须是有气的血，是不断更新的血，那么靠谁来更新呢？就是靠脾主运化的功能！

2. 身上出现这些信号，肯定是脾虚了

常常碰到有些年轻人跟我说："李老啊，我现在身上已经出现了一些亚健康的状况，我也特别想学学养生，但是听到'脾虚'啊、'肝旺'啊、'胃火'啊，我就头大，搞不清楚是怎么一回事，这可怎么办呢？"

这一点我非常理解。中医是非常深奥的学问，即使是专业地去学习，也需要四五年的时间。更何况现在这一代年轻人从小受到的教育、培养的世界观都是西方科学化的，对古老的东方文明缺乏基本的概念；他们也不如上一两代人受到传统观念的熏陶多，对中医养生没有多少常识。

不过没关系，既然东西方科学都是认识的同一个世界，那么他们之间就一定有相通的地方。只要专业人士充当好沟通的桥梁，很多事就变得容易多了。下面讲到脾虚的身体信号，除了症状和原理，我也会顺便普及一些中医术语。您会发现，它其实很有意思，并没有想象

的那么晦涩难懂。

多数人可能从来都没有注意过，我们的舌头也是分胖瘦的。现在您就可以找一面镜子，对着它把舌头伸出来，看看自己的舌头是胖，还是瘦。那么，怎么知道是胖，还是瘦呢？

专业的中医师常常观察舌头，所以对舌头的胖瘦很清楚。我教大家一个简单的方法，就是看舌头边缘有没有牙印，也就是中医说的"齿痕"。正常舌头的大小应该局限在牙齿内侧，但如果舌头虚胖了，就会拥挤到牙齿内壁上。时间一长，就会印出一圈牙印，就像蛋糕的花边一样。中医讲究望、闻、问、切，临床诊断脾虚，对舌头的望诊就是其中一个重要的信号。

再来说眼睛。很多人都会发现，早上刚起床一睁眼的时候，自己的眼睛是肿的，也就是轻度的眼睑肿。对于爱美的女孩子来说，会自我感觉很难看，不少明星都怕一早起来就上镜，就是因为这个。正如《黄帝内经·灵枢·水胀》中记载"目窠上微肿，如新卧起之状"，这其实是脾虚的一种征兆。脾虚轻、相对健康的人，也许只是在起床的时候才会觉得眼睑肿，但是脾虚重的人很可能常常都是这样，所以它成为水肿病初期的一种表现。

来找我就诊的朋友都知道，跟着我出诊的有几个年轻学生，他们从我这里学习方法和经验，我从他们那里也可以了解到最时髦的话题，有时候经常听到他们说一些新词让我哭笑不得。有一次这几个年轻人提到"懒癌"这个词，一开始年轻人跟我说"懒癌"，我还奇怪哪有这种癌症啊？后来才知道，这是专门用来形容一些人的精神状态。懒癌发作了，就什么活儿都不想干，什么事都懒得做，能坐着不站着，能躺着不坐着。

《黄帝内经·素问·痿论篇》说"脾主身之肌肉"，《黄帝内经·素问·阴阳应象大论》说脾的"清阳实四肢"，因此，一旦脾的阳气虚了，当然就没有足够的能量可以供应肌肉、四肢完成各种体力支出了。又要马儿跑，又不给马儿喂草，天底下哪有这么便宜的事啊？肌肉、四肢当然就罢工了！这正是中医脾虚的"倦怠乏力"。

脾胃是专门负责吃饭的，脾虚了，吃饭的功能当然就不好了。"食色，性也"，以人的本能欲望来说，对于好吃的，应该总是跃跃欲试、垂涎三尺的，但是脾虚的人连这个最基本的本能都淡化了，常常缺乏明显的饥饿感，到了饭点儿不期待、看东西没食欲、吃东西没味道。没食欲、没胃口，中医称为"纳差"或"纳呆"。

有没有朋友发现自己有吃完饭马上就犯困的毛病，饭后必须去补一觉，不然就困得不行，这也是脾虚的信号。我的学生曾经跟我说过，他在临床上甚至遇到有病人自述：自己边吃饭，边犯困，常常是饭还没吃完，就已经睡着了，连筷子都掉到了地上。当然，这是很极端的例子。现代医学认为，这是进食之后血液都涌向胃部去"做工"了，这种现象是大脑缺氧导致的，而中医称之为"食后困顿"，是脾虚的典型表现。

脾胃是消化系统，它出了问题，那么重要的身体指标，除了"入口"的吃饭情况，当然还有很重要的一个方面，就是"出口"的排泄情况。脾虚消化不良，大便中就常会见到未消化的食物残渣，更甚者是吃什么拉什么，中医称之为"完谷不化"。

还有一个重要的信号，却不能指望别人告诉你，那就是：你最近是不是又胖了？以前我们那个年代，说"你是不是又胖了"还有可能是恭维的话，说明你家生活条件好，但是现在这个时代，人们"谈胖色变"，尤其是女孩子，只能夸"你是不是又瘦了"，绝不能提"胖了"。所以，脾虚在胖瘦这方面的信号，可能就得靠您自己观察了。

"脾虚湿盛"是肥胖最重要的中医辨证特点，也是临床上最多见的类型，即使是其他类型的肥胖，也常常都有脾虚湿盛的情况存在，这跟上面讲的"舌头胖大"是一个道理。大家都知道，人体是一个整体，胖胖的体形、胖胖的舌头、胖胖的脸蛋，都在向我们预示着我们的脾虚了，已经不堪重负了。

有人说："我这是壮，不是胖。"中医讲"形盛气虚"，这也是肥胖和健壮最重要的区别。气虚肥胖的人，看上去高大或者胖大，但实际上体力却很差，稍加活动就会气喘连连、虚汗不断，无论是运动，还是劳动，都不能很好地从事，动不动就上气不接下气的。这种情况下，"虚"是很显然的，跟"壮"就扯不上关系了。

还有，既然是脾虚，那么脾胃所在的部位首当其冲，将脾虚充分表现出来。脾胃位于中焦，在人体的中部，那么脾虚有湿的人，肯定就会肚子大。因为是脾气虚导致的水湿内停，所以我们肚子上的赘肉就会像个水袋一样，沉甸甸地坠在那里，化不开也散不掉。

以上这些都是脾虚之后可能出现的种种身体信号，有的人有这种，有的人有那种，有的人则有好几种。当然，出现的信号越多，脾虚就越是明确和严重。在这一节的最后，我将中医上常见的脾虚证型及病因列举一下，希望有脾虚症状的朋友一目了然，可以自行辨证。

表1 脾虚的症型及病因

类　型	症　状	病　因
脾气虚	腹胀纳少，食后胀甚，肢体倦怠，神疲乏力，少气懒言，形体消瘦，或肥胖水肿，舌苔淡白	多因饮食不节，或劳倦过度，或忧思日久，损伤脾土，或抵抗力不足，素体虚弱
脾阳虚	大便溏稀，纳少腹胀，腹痛绵绵，喜温喜节按，形寒气怯，四肢不温，面目无华或肿，小便短少，白带多而清晰色白，舌苔白滑	多因脾气虚衰进一步发展而成，也可因饮食失调，过食生冷，或因寒凉药物太过，损伤脾阳，或肾阳不足，命门火衰，火不生土而致
中气下陷	在脾气虚见症基础上，有气陷临床表现，如久泻、脱肛、子宫脱垂等	中气亦指脾气。脾气上升，将水谷精微之气上输于肺，以荣养其他脏腑，若脾虚中气下陷，可出现久泻、脱肛、子宫脱垂等症
脾不统血	在脾气虚见症基础上，有慢性出血临床表现，如月经过多、崩漏、便血、衄血、皮下出血等。除出血外，必兼见脾气虚弱的一些症状	脾气虚弱，不能摄血，则血不循经

3. 身体湿气大，那是因为脾不运化

湿气，是中医特有的概念，西医学里找不到相关的理论。不过，由于国人受到千百年来传统养生观念的影响，以及日常生活中人们的亲身体悟，即使是普通老百姓，对湿气也都有些基本认识，比如皮肤的湿疹、关节的风湿等。

其实，在中医理论里，湿气是涉及面很广、非常重要的一个概念，它有外湿、内湿之分。外湿是来自外部环境的湿气，相对较轻，多集中于皮肤、四肢，实证居多；内湿则多是脾虚湿停，因虚致实，虚在前、实在后，所以虚证居多。内湿与外湿的区分是相对而言的，比如，如果食物中的"寒湿"成分很多，因为脾胃"开窍于口"，那么这种外来的湿气就可以长驱直入，直接伤害脾胃，因此这种情况属于内湿。

在体表，湿气会表现为我们熟知的湿疹。因为湿疹的本质是湿气，所以虽然和其他皮肤病一样，都是以瘙痒难耐为主要症状，但它一定会有其特色性的表现，那就是——出水儿、有脓。

在关节，湿气就比在肌表更深入了一层，也就是我们常说的关节炎。中医将关节炎又称为"痹证"，其中以风寒湿痹最为多见。在中医里总共有六种外来致病因素，即所谓"六淫"，它包括风、寒、暑、湿、燥、火，是人体所有外感类疾病的病因。在这六淫里，风、寒、湿本来是不同的三种外邪，但关节炎一种病就占了三个。

这三个外邪各有不同的特点，还有阴、有阳，其中风为阳邪，寒和湿为阴邪，它们"结盟"在一起，狼狈为奸，共同为害。由于阴和阳性质正好相反，所以对于这种阴阳两邪混杂的疾病，稍有治不得法，就会出现"按下葫芦起来瓢"的弊病。由于病邪深藏于结构复杂的骨关节之内，就像藏在一个易守难攻、异常坚固的碉堡里一样，所以想把它们简单、彻底地从里面赶出来，难度极大。因此大家都知道，风湿性关节炎很难去根儿。

正因为如此，对于风湿性关节炎这个病，防病就变得至关重要了。不要在阴雨天外出淋雨；不要久居、久坐、久卧在寒冷阴湿的环境；不要在刚出完汗、刚洗完澡，毛孔还没完全关闭的时候，就站在风口的地方……总之，就是要做到不给风、寒、湿邪钻进我们身体的机会。

有人也许会问："怎么知道我的关节里有没有湿气呢？"其实很简单。有湿气意味着水分含量大，因为水的比重大，所以含水量高的东西都会沉甸甸的。如果提着一个装满水的塑料袋，就会感觉它很沉，一直向下坠。所以，对于有湿气的关节炎患者，会感觉肢体、关节格外沉重，有时候上个楼梯，腿都像灌了铅似的。

再有，因为有湿气，疼痛、肿胀等症状在阴雨天会加重，甚至阴天下雨之前，有些患关节炎的人就已经知道要下雨了，因为关节提前就开始不舒服了。这样的人也因此常被周围的人戏称为"天气预报"，甚至今天要不要带伞，都要先问他，因为会比气象台的预报还准确。

还有，如果在关节局部拔罐，时间稍长一点儿，玻璃罐里的皮肤上可能就会出现一个个晶莹的小水泡，刺破之后就会有水流出来，就证明的确有湿气在里面。

不难看出，这个湿气并不是中医自己臆想出来的理论学说，或者是空洞的概念，而是实实在在的，真有其物。

中医认为"脾主运化水湿"，湿盛则伤脾。也就是说，湿邪侵犯人体，最易伤害脾胃。身体湿气大的人，多数都有脾虚的问题，所以在临床用药中，凡是涉及湿气的病，都一定会在治疗的方子中着重使用芳香醒脾、燥湿健脾等专门针对脾的药物，这样才能有效地把湿气赶出去、化解掉，这个病才能真正治好。这也直接证明了：脾主运化水湿，身体湿气大，与脾虚有着密不可分的因果关系。

我就曾经治疗过一个这样的年轻人，他是一个外来打工者，为了省点儿钱，跟人合租在一座楼房的地下室里。地下室本来就阴寒潮湿，到了夏天的雨季，墙皮甚至会脱落、发霉。他年轻不懂，床铺还靠在墙上，结果就出现了关节疼痛、肿胀的症状。正好他在为我们的科室施工，就顺便请我给他开个方子。我问了他的得病原因，看了他的舌苔、脉象，是明显的寒湿邪气侵袭经络，并滞留于关节导致的，所以应该祛湿散寒，通络止痛。配方用薏米汤加减，药用薏米、苍术运脾利湿，羌活、防风、桂枝祛风胜湿，木瓜、五加皮、晚蚕砂除湿活络。

细心的朋友会发现，虽然说是祛湿通络，但实际用药时，却是以薏米、苍术为主药的方子。稍有中医常识的朋友就会知道，它们都是最重要、最常用的健脾药，这正是因为湿气大会首先伤脾，而脾气虚则湿气就会更易入侵、更难祛除。

这个病人的身材臃肿，一看就是脾虚的体质，所以同是合租在一个地下室，别人都还没事的时候，他就先发病了。我还问了他的饮食习惯，他平时最喜欢冰啤酒、油炸食品。我跟他说："这两样要忌口，不能吃，因为寒湿、油腻的东西对脾胃的伤害很大，所以你才会形成脾虚的体质。如果再吃、再伤脾，就更不利于病情的好转。"他担心关节炎落下病根儿，所以很听话。好在治疗及时，病邪尚轻浅，时间不长就痊愈了。

以上讲的是外湿，至于内湿，它是指"内生之湿"，因此与脾的关系就更为密切了，故有"脾虚生湿"及"湿困脾运"的说法。但因为是关乎内脏的病变，所以也更为复杂和重要，就不在这里讨论了，我会在其他章节用更多篇幅来详细讲解。

4. 吃不胖和狂长肉，多半是脾出了问题

现在街上的胖人越来越多，中国已经进入了"肥胖社会"。我们小时候却不是这样的，物资相对匮乏，营养也跟不上，你想想，连粮食都要限量供应、凭票领取，哪会有那么多的胖人呢？现在生活虽然好了，可以选择的食物也多了，生存的压力也小了，但是伴随而来的健康问题也多了，肥胖就是其中一个很严重的问题。

人们生活条件好了，把自己吃胖了，怎么办？有些人选择了节食减肥，我这里很多女患者就是这样，为了苗条而不吃饭，人是瘦了，脾胃也坏了。还有些人追求快速减肥，靠什么？减肥茶、减肥药，结果也是脾胃受罪，我感觉真是得不偿失。

有的朋友自认为肥胖是实证，需要用中医泻的方法，吃一些泻药。我说不是这样，他们就很意外。他们说：平白多出这么多的脂肪，实实在在长在自己的肚子上、腰腿上，难道不是实证吗？当然不是了。你要知道，肥胖不是说自己身体上"多"了什么，恰恰相反，

很多人肥胖是由于身体上"少"了什么。那么，到底是少了什么呢？答案是少了"脾气"！

脾气缺失，脾的运化功能就会降低。中医讲"脾主运化"，一方面运化水谷，另一方面运化水湿。脾为生痰之源，可见脾是引起肥胖最关键的脏器。当脾主运化的功能失调或减退，吃进去的水谷精微向气血转化的能力减退，而向痰湿转化增强时，就有可能形成"气血不足、痰湿有余"的病理改变，表现出形似肥胖，但气色、体力都不足的症状。

说到这里，相信就有人要问了，李老你说脾虚的人容易胖，那么是不是怎么吃都不胖的人，脾就健康呢？生活中确实有这样的朋友，他们吃起东西来无所顾忌，怎么吃都不发胖，令人羡慕吧？但其实这类人的脾胃也是有问题的。什么问题呢？吃不胖的人其实本质上是由于脾胃虚弱导致的吸收能力差，吃进去的食物并没有转化成为营养被身体吸收，而是随着排泄系统排出体外。也就是说，好东西都白吃了。你看看，多亏啊，吃什么都不能完全吸收，你觉得这样的人身体能没毛病吗？

所以大家要记住，当你出现"狂长肉"或"吃不胖"的时候，你都要小心自己的脾胃，特别是脾，要考虑它是不是不工作了？

多年前，有位母亲带着一个胖胖的高中女孩来找我。小姑娘明年就要高考了，但是由于肥胖，体育成绩总是过不了，而且小姑娘精力差，总是爱喊累。她妈妈觉得都是肥胖带来的问题，听说中医对肥胖有一定的改善效果，而且没有什么不良反应，所以特地跑过来找我。

我给孩子号了号脉，看了下孩子的舌头，都是很明显的痰湿体质特征。我和孩子的母亲聊了聊，得知孩子胃口不怎么好，大便略有溏稀，但是特别喜欢吃快餐、吃冷饮。她妈妈说她上初中的时候就开始吃冷饮了，总是觉得孩子学习辛苦，孩子说想吃冰激凌就给她买冰激凌，想喝冰汽水就给她买冰汽水。我和她们娘俩说，问题就出在这里。

人体是一个相对封闭的"口袋"，本身内部循环是热的，你却总是往里放冰冷的东西，不生病才怪。脾就好比火炉，阳气就是柴火，你不停地让火炉子加热冷水，柴火就会消耗得很快，直到你砍的柴供不上火炉烧水，这也就意味着阳气亏虚了。阳气亏虚以后，再吃冰激凌、冰汽水这些生痰生湿的东西，就没有了柴火的能量暖化、分解、转化、推动它到各脏器加以利用。于是，它就成了水湿痰饮，淤积滞留在胃肠部、腰腿部，这样肥胖就形成了。长此以往，吃得越多，长得越快，不过不是长身体、长气力，而是长脂肪、长虚弱。一边儿狂长肉，一边儿还没劲儿。

小姑娘的问题，显然是本虚标实。本虚就是脾气亏虚，标实就是痰湿水湿内停，所以中医才说"肥人多气虚、肥人多痰湿"。治疗以参苓白术散为主方，用健脾益气的方法，先把脾胃的正气补上来，防止新的水湿停滞；再结合一组渗水利湿的药物，这样标本兼顾，帮助脾胃把现有的水湿尽快运化开、化解掉。

听了我的分析，母女俩连连点头。最后我还嘱咐她们："避免寒凉生痰的冷饮甜食，日常生活中，多散步、多骑车、多爬楼，循序渐进，持之以恒。"

经过一段时间的中药调理和日常运动，小姑娘的体质有了明显提高。她妈妈说她的体重下降了，也比以前有精神了，连学习也不像以前那样力不从心了。

这是典型的狂长肉型的脾胃虚弱，因为有长期嗜食冷饮、滋生痰湿的诱因，所以会朝着肥胖的方向发展，吃多少存多少，未消化吸收的东西都淤积在了身体里。还有一种吃不胖型的脾胃虚弱，则是吃什么拉什么，完全没有消化吸收，直接就又排出去了，就是中医里讲的"完谷不化"。虽然这两种类型在表现上大相径庭，但内在的本质都是脾胃虚弱，所以我在临床治疗时，都是采用补益脾气、培元固本的参苓白术散作为主方，再根据不同情况加减配伍，这就是中医的"异病同治"。

中医治病讲究"治病必求其本"，有经验的大夫就是要看透千差万别的表面症状，揪出那个藏在背后的症结根源，有针对性地解决它。就像狂长肉和吃不胖，都是脾出了问题，所以治疗都是从脾入手。脾健康了，问题自然就解决了。

5. 脾湿人就乏，精神差，睡不醒

在《西游记》里，孙悟空有一个很有意思的小法宝，那就是"瞌睡虫"。任你是多么强壮的大汉，多么精神百倍，只要它们悄悄飞过去，钻进你的鼻孔，你立刻就会哈欠连连、就地睡倒，马上去和周公约会了。

现如今，由于工作压力大、生活节奏快，经常感到疲劳困倦的人越来越多。很多人养成了借助咖啡、茶、可乐等饮料来提神醒脑的习惯，可是这些提神的饮料是不是真的能帮你赶走"瞌睡虫"呢？有人说："那当然了，这些饮料可有效了，喝多了我都会失眠呢！"

的确很有效，但原因在于它们都含有咖啡因，可以刺激中枢神经，让你看起来又有精神了。然而这种短暂的兴奋作用并不是真正减少我们的睡眠时间，只是暂时减弱困倦的感觉而已。相反，由于在疲惫的时候强行"睡眠剥夺"，那么当"睡眠剥夺"中止之后，人会感到格外疲劳，需要更多的"睡眠补偿"。因此，饮用含有咖啡因的饮料并不是真正的抗疲劳。而且，咖啡因还有上瘾性，一旦停喝，会出现失眠、焦虑、神经衰弱的症状，这样的提神法得不偿失。

对于这种情况，现代医学有一个专有名词，叫作"嗜睡症"。嗜睡症属于精神心理科的范畴，并不是睡眠不足引起的，但是目前病因却不清楚。这种病会不分场合地经常困乏思睡。对个人的工作和生活会造成很大的困扰，即使求医问药，也常常苦无良策。

那么，我们为什么会招惹这样的"瞌睡虫"呢？中医告诉我们，这些瞌睡虫啊，不是孙悟空丢给你的，而是你的脾虚自己招惹来的。中医称之为"多寐"，即"不分昼夜，时时欲睡，呼之即醒，醒后复睡"的病症。正如金元四大家之一的李东垣在《脾胃论》中指出的："脾胃之虚，怠惰嗜卧。"

我就曾经遇到这样一个小伙子，他是一个实习记者，长得很清瘦，看得出来先天方面脾胃就不是很好。他告诉我，自己大学刚刚毕业，找到了一个实习记者的工作，每天查资料、找话题，白天东奔西走地跑题材、搞采访，夜里就熬夜赶稿件。这样下来，才半年多的时间，就发现自己的身体素质越来越差，平时精神不好，没事经常爱躺着。一开始，他觉得是因为熬夜，睡眠缺乏，靠咖啡提神还管用，但是后来发现咖啡越喝越浓，却越来越不管用。即使睡眠很多，却不解乏，吃饭不好，老爱犯困，尤其是吃完饭以后，还常常浑身疲乏无力。上医院检查，也查不出什么毛病。

他说："我现在随时都想睡觉，而且一睡就是好长时间，就比如昨天吧，星期六，白天也没做什么很累的事，晚上不到七点就睡了，今儿早上九点多才起来，而且中午很困，又睡了两个多小时。现在刚下午，又开始困了，也不知道我这是怎么了？"

他很沮丧，说："我以前是有名的'夜猫子'，现在呢，连白天都成'瞌睡虫'了。我还指望好好表现，能转正留下呢。您说，这么下去，我这毕业以后的第一个饭碗不就要砸了吗？您不知道，现在凭大学学历想在大城市找个好工作，太难了！"

我告诉他："小伙子，你别着急，你看你，身体瘦弱、吃饭不好、食后困顿、疲乏无力、喜卧嗜睡，这是典型的脾气虚弱证。我给你开个健脾益气的方子，但你需要坚持治一两个疗程。"

他很不解，问我："脾胃不是属于消化系统，专管吃饭的吗？怎么还管睡眠，管人乏不乏、困不困啊？"

我跟他解释道："看得出来，你的体质先天脾胃就不足。记者是脑力劳动者，即使写稿的时候几个小时都一动不动，但是大脑却在高速运转。中医讲'思则气结'，思虑过度，专注力过于集中在某一个地方，就会影响气的正常运动。阻碍了气机的运行，气机郁结阻滞，脾的运化、升清功能就会发生障碍，水谷精微不能正常输布全身，所以中医认为'思伤脾'。人的精气神都靠脾胃的运化来补养，脾胃这方面出了问题，人当然就没精神、疲乏，总是希望休息，自然就睡不醒了。"

"就像你们记者，如果思路卡在一个地方，一直想不通，整个精神就会一直纠结在那里，不能顺畅地通过，没办法再兼顾到其他的细节。就像《黄帝内经·素问·举痛论》里说的'思则心有所存，神有所归，正气留而不行，故气结矣'。"

我给他开了健脾益气的香砂六君子汤，用党参、茯苓、白术、甘草来健脾益气，配合木香、砂仁理气醒脾，祛除脾湿。脾气健旺了，气血生化跟上来了，人自然就有精神了。

他是一个知识分子，一旦了解了其中的原理，就会非常自觉地配合治疗，很听医生的话。他在我这里坚持治疗了两个疗程，在这个过程中，从舌苔、脉象看，脾胃功能一直在不断恢复，他的自觉症状也越来越轻。虽然有意减少了熬夜，但是工作效率提高了。他对我说："我现在真的觉得变得更健康了。咖啡基本戒了，夜里睡得比以前香，白天也有精神。写稿子的时候，灵感多了，思路也更清晰了。我真没想到，人的脾胃好，还能有这样的作用。"

我说："是啊，其实好多人和你一样，都只把脾胃当作'吃饭的家伙'，以为它们只负责'吃'，根本不知道脾胃作为后天之本，它的影响其实遍及了我们身心健康的方方面面。"

第三章

食有节，脾运健，病不找，精神足

1. 饮食不节，脾虚十有八九

前两年有句广告词"下雪了，怎么能没有炸鸡和啤酒"铺天盖地火爆网络，后来我才知道这是一部韩剧里流行的美食搭配。具体剧情我是肯定不感兴趣的，但是这个炸鸡和啤酒却可以引出很多话题。

炸鸡和啤酒，这两样历来是减肥人士的大忌。但后来听诊室的孩子们跟我说，这个韩剧一播出，北京很多快餐店、小酒馆、外卖店都增加了炸鸡和啤酒的搭配组合餐。年轻人为了追时髦每次都大快朵颐，吃得不亦乐乎。

一说到啤酒，就让人想到大腹便便的"啤酒肚"，这极富特色的腹部肥胖[1]让多少男士俨然一副怀胎十月的样子。有研究表明，挺着啤

---

[1] 腹部肥胖的简单计算方法：站立测量腰围和臀围的尺寸，臀围以臀部最大处为准，然后用腰围尺寸除以臀围尺寸，得出腰臀比。如果某人的腰围是100厘米，臀围是90厘米，则腰臀比为1.11。男子腰臀比的上限是0.85～0.90，女子为0.75～0.80，超过这个范围即为腹部肥胖。

酒肚的男性患高血压的概率是正常男性的8倍，患冠心病的概率是常人的5倍，患糖尿病的概率是常人的7倍。脑出血和脑梗死等疾病，在有啤酒肚的男性中也很常见。

中医认为啤酒"味苦则去火伤阳"，冰啤酒更是性质极寒，性、味两方面都会重创脾的阳气，更别说要在冬天下雪时喝了。脾的阳气亏虚了，就无力运化水湿，而啤酒本身正是十足的"水湿"，几乎都是水液的成分。因此，其性、味、成分三者完美的搭档，共同完成了"脾虚湿困"的病理改变过程，完全无须假手他人，就足以造就一个有特色的"啤酒肚"了。

再说炸鸡，作为高热量、高脂肪、高蛋白的"三高食品"代表，谁要是爱上它，必能让您离高血压、高脂血症、高血糖的"三高患者"更近一步。对于心脑血管疾病、糖尿病、痛风、肥胖、胃肠病的患者来说，炸鸡实在是加重病情的"必备之选"。

如果您现在还不知道长期过食油腻食物的后果，那就想象一下，过去很多老人家里使用多年、死活都擦不出来、油腻腻、黏糊糊、黑黝黝的老式抽油烟机。这要是搁在您的身体里等着谁能把它运化开，想想您的脾如何负担啊。

有一位唐先生就是啤酒和炸鸡的忠实粉丝，同时也是慢性胃病的忠实患者，还不到五十岁的年纪，却已经有近二十年的病史了。他本人就是一个厨师，每天都会制作很多油炸食品，加之自己又好这口儿，自然是近水楼台先得月，一看他那臃肿肥胖的体态，就知道他每天都没少"沾油水"。

他自己说："我打小就好吃，差不多刚学会走路的时候，就会拿着钱到街边的小卖部去买各种好吃的了。后来如愿以偿当了厨师，这是我梦寐以求的工作，每天都被好吃的围绕着，简直太理想了。冰镇啤酒和炸鸡更是我的最爱，但现在最痛苦的就是吃不了了，一吃胃就难受得不行。"我对他说："您知不知道有句老话，叫'鱼生火肉生痰，青菜豆腐保平安'。您要是能把这句话琢磨透，您这辈子都够用了。"

长期饮食不节、恣食生冷、过食肥甘、纵饮酗酒，这些都会严重损伤脾胃，使它们无法完成正常的工作。第一，不能正常运化水谷。未消化处理好的食物淤滞、停留在胃肠中，形成食积，使我们的脘腹胀闷不舒。第二，不能正常运化水湿。脾输布津液的功能障碍，聚而成湿，湿浊内生，蕴酿成痰，痰湿集聚体内，使人臃肿肥胖，气机被阻，加重痞满。

早在两千多年前，中国最早的医学典籍《黄帝内经》上就有过论述。《黄帝内经·素问·通评虚实论》上说："凡治消瘅仆击，偏枯痿厥，气满发逆，甘肥贵人，则膏粱之疾也。"甘就是甜食，肥就是油腻食物，膏是指膏脂肥肉（也就是动物脂肪），粱是指精致的细粮。全句的意思就是说：凡是消谷善饥的糖尿病，突然昏倒、半身不遂、气血厥逆、手足痿弱不收的心脑血管病，气逆向上的高血压等，这些严重危及生命的疾病都是过多摄入甜食和油腻食物的富贵人家最容易得的病，是因动物脂肪摄入过多、食物过于精致导致的疾病。这大概是人类对于"富贵病"最早、最言简意赅的论述了。

他的症状主要是腹胀腹痛、大便不好、纳谷不香、多食加重，属于脾虚不运、痰湿内停，需要健脾化湿、理气除胀。正如《石室秘录·肥治法》所言："肥人多痰，乃气虚也，虚则气不能运行，故痰生之，则治痰焉可独治痰哉？必须补其气，而后兼消其痰为得耳。"我给他开的方药以香砂六君子汤加减。药用党参、白术补气健脾，茯苓、薏米运脾渗湿，半夏、陈皮理气化痰，木香、砂仁化湿行气。

美国疾病预防控制中心发表的一份报告称，美国每年大约花750亿美元用于治疗与肥胖有关的疾病，这个数字已超过了用于治疗吸烟、酗酒引起的疾病。腹部肥胖已引起世界卫生组织的高度重视，因为很多国家已进入老龄化社会，"啤酒肚"很可能成为影响健康的杀手之一。同时，它也是加速衰老的主要因素之一，已证明有15种以上导致死亡的疾病与之有直接关系，其中包括冠心病、心肌梗死、脑卒中、乳腺癌、肝肾衰竭等。

有人计算对比过，炸鸡配啤酒与骑车运动的热量关系，结果证明：只吃一只鸡腿，就需要骑车一个半小时；如果再加一罐啤酒，你还得继续骑38分钟。当然，炸鸡配啤酒的不良影响远不止如此。所以，今后当您举着一只鸡腿、一罐啤酒，考虑往嘴里塞之前，请先骑车至少2小时，让自己冷静一下再说吧！

2. 一年四季，养脾要分时而动

有些患慢性病的老病号可能会发现：自己的病会随着时间的推移，出现加重、减轻的自然波动，或者是自己的某些老病根，每逢某个季节、某个时间点就会没来由地发作，而在另一个季节又莫名地自己好转了。这是由于一年四季的更迭都有着阴阳往复的运动，而疾病按照自身的阴阳属性、五行生克关系也会不断地发生变化和调整。比如秋冬季容易发生季节性脱发，现代科学认为这属于正常的生理现象，称为生理性脱发，主要是因为寒冷使头皮的温度降低，局部的微血管活跃度降低，营养供应减少而导致的。而中医讲"秋收冬藏"，秋冬万物凋零、阳气渐衰，天人合一，人体也会发生相应的变化。

临床发现，虽然很多疾病一年四季都可以发生，但是在每个季节的发病率会有明显不同，呈现周期性变化和波动。除了不同季节的气候特点不一样之外，不同的病毒、细菌本身生长、繁殖、衰亡也呈现明显的季节性变化，所以和这些病毒、细菌相关的疾病也有季节性。

当然，这属于异常的病理现象。

季节性疾病，就是疾病的发生、发展、转归随着季节的变化而变化，呈现出明显的季节性特点，这属于病理性的改变。很多传染性疾病就有明显的季节特点，比如呼吸道传染病春季高发，而消化道传染病则是夏季高发。很多过敏性疾病都存在着季节性变化，比如过敏性鼻炎会随着春季花粉的增多而出现，日光性皮炎在日照最强烈的夏季最为多见，过敏性哮喘的发作以天气转凉的秋季最为集中，而过敏性皮肤病则是在冷空气频繁的冬季最常见。

非过敏性疾病也会有季节性，比如春季容易多发脑血管意外、高血压病。为什么呢？因为根据中医五行的属性，春天属木，肝脏当令，肝气旺盛。可能很多略懂中医的人都会知道，高血压病、脑血管疾病最常见的类型就是肝气旺盛型。

不仅身体的疾病与季节有关，就连心理疾病也是如此，很多身心疾病同样会呈现季节性。比如季节性抑郁症常发生于日照减少、阳气蛰伏的冬季，在"睡不醒的冬三月"里，人们的心情也随着阴郁的天气变得更容易忧郁、哀伤，对任何事物都缺乏兴趣，我们的热情也仿佛进入了冬眠期。

当然，脾胃病也不例外。有些胃病患者每逢夏天就开始食欲变差、精神萎靡，出现营养不良性消瘦；而有些人的胃病则是冬天发作，胃痛、胃胀、反酸；另外一些人则是一到换季就发作，也就是每逢季节转换都会加重。

春天万物复苏，肝气旺盛，是最不能容忍郁结不疏的季节，更容易焦躁、愠怒。因为中医讲"木克土"，脾胃是肝脏的"受气包"，肝旺就会专门欺负脾胃，所以胃出血、消化性溃疡也最容易在春天发病或加重的疾病。

所以这个时候我们要保护好脾胃，特别为脾脏增加一些正气。饮食上可以多吃一些粮食，如小米、玉米等，也可以多吃些牛肉，牛肉是非常好的补气食物。另外在衣食住行上，要注意保暖，老话儿讲"春捂秋冻"，这个"春捂"说的就要穿得多一些，避免寒湿邪气很容易地侵入到脾脏内。

夏季潮湿多雨，是胃肠病高发的季节。温度、湿度高，非常有利于细菌的生长，其繁殖速度快，所以各种食物都很容易腐败变质，即使放进冰箱也可能在短时间之内出现发霉的现象。如果稍不注意，吃下这样的食物，就容易发生腹痛、腹泻。尤其是在南方的梅雨季节，北方人会觉得连自己都要"长毛儿了"。

夏天补脾养脾的重点在于不要吃太冷、太寒的东西，否则会伤到脾脏，中医上讲"脾失健运"。另外，由于夏天天气的特点，身体里的湿气也会比较重，所以建议大家可以多吃一些健脾利湿的食物：山药、薏米、白扁豆、红小豆、莲子等。在衣食住行上，可以适当运动，能提高身体的机能，有利于强健脾脏。

秋天气候凉爽，人的食欲渐旺，睡眠时间增长，更容易形成脂肪堆积，而且阳气渐衰，气候开始转为寒冷，身体为了抵抗寒冷也会本能地储存脂肪，所以秋季很容易发胖，因此有"长秋膘"一说。所以，脾虚湿盛的人要谨防增肥，而阴虚型的季节性便秘也因秋天气候干燥显得更为突出。

从夏天过渡到秋天，人体的脾胃也开始变弱，特别是立秋之后，一定要通过饮食来适应这种变化。我建议没有肠胃疾病的朋友可以多喝一些润燥益气的粥，以温食为主。另外，可以没事的时候吃一些大枣，大枣有补中益气、养血生津的功效，对于脾虚、食少便溏、气血两亏的朋友都有很好的改善功效。

冬天异常寒冷，万物萧条，寒邪的性质最易损伤阳气。有虚寒性胃病的人本身就有喜温喜按、得寒加重、得温痛减的特点，在气温很低的季节当然就会更加难过。这类证型的人必须特别注意温养食疗与防寒保暖。

除此之外，冬天是进补的好时节，但是要提醒各位的是，切不可暴饮暴食。很多人都是因为在冬季一通猛吃而得了脾胃病。所以进补要讲究节制，一次吃得太多，把脾累坏了，肠胃消化不良了，往往会落下病。所以冬天养脾要吃得精一些，比如吃一些牛羊肉、五谷杂粮、坚果，都是可以的，但不要吃得太多。坚果是非常好的健脾食物，比如花生、核桃、榛子等，很多坚果能起到脾肾同补的功效。

因此，我们要懂得季节性养生，顺应机体四时的变化。中医讲"春夏养阳，秋冬养阴"，就是抓住了季节性的特点，这样的养生就会事半功倍。反之，如果不懂得其中的道理，就会犯季节性的忌讳，自己惹病上身，还不知道它从何而来。

说到季节性养生，我再给大家多说一些：

一、季节到来之前，提前预防。中医很注重"治未病"，提前抱佛脚当然要比临阵磨枪来得更有效。比如中医说"秋燥伤肺"，那么秋天到来之前，如果提前准备好养阴润燥的食疗方，就不会引发肺燥咳嗽的问题。

二、季节到来的当下，对症治疗，这样辨证才会更加准确，能够抓住病因的根本。比如春天的腹泻与其他季节的腹泻性质很可能是完全不同的，辨证的时候只有考虑到了肝旺的特性，才能点到疾病的"七寸"。

三、利用疾病的季节性变化，反季节治疗。比如冬病夏治就是充分利用了身体和疾病的季节性变化特点，抓住最有利的时间点，这样就可以切中疾病的要害，出手稳、准、狠，一击即中。

我在临床上就遇到过这样一位腹泻反复发作的病人。这位老先生自己说："我的腹泻很顽固，吃止泻药就好点儿，不吃药就又犯，反反复复，像和我玩藏猫猫似的。而且我胃口不好，整个肚子哪哪儿都不舒服，还串着疼，跑来跑去的。"

我看了他的舌苔、脉象，问陪同他来看病的老伴："这位老爷子是不是脾气不太好啊？"老太太一听就乐了，说："李老，您怎么知道的啊？他可绝对是个倔老头儿，那暴脾气可大了。"

我跟老先生说："您这病是不是每年春天都犯啊？"老先生想了想，说："还真是，这两年春天好像还真是都犯过。"我说："您这是春季腹泻，是季节性发作的毛病，因为春天肝火旺，稍遇到不顺心的事就容易发作，尤其是脾气急躁的人。如果单纯治疗脾虚的腹泻，不解决肝郁的问题，的确容易反复。"

根据他的症状，胃脘不舒、两肋串痛、饮食不香、大便溏泻，属于肝脾不调、疏运失职，我用了柴胡疏肝散合四君子汤加减。前方偏重于疏理肝气，后方偏重于健运脾气，两者共奏有疏肝健脾、理气助运的功效。方中以柴胡、香附疏肝理气，人参、白术益气健脾，加之薏米、山药祛湿止泻。

第二次复诊，老先生很高兴地说："这个药好，我特意等药没了，又观察了几天，还是没犯。"《黄帝内经·素问·六元正纪大论》说："木郁达之。"春季腹泻，如果考虑到季节性的特点，在健脾的基础上，适当加上疏肝的药物，就更容易根治，也有利于改善体质，防止复发。

您看，脾在一年四季也有不同的"小脾气"，所以养脾也要讲究因时制宜。要善于利用这种季节性变化巧妙地治疗疾病，甚至主动增强身体素质。只有摸准了它的"脾气"，才能够效如桴鼓。

3. 远离脾虚要记牢，少吃腻苦和寒酸

常言道："常在河边走，哪能不湿鞋？"要想不湿鞋，我们就要懂得如何躲着河、躲着雨、躲着水。那么，一日三餐吃一辈子，还不想出现脾虚的问题，在饮食方面我们要躲着什么呢？下面我来总结一下与脾虚有关的忌讳。

寒为阴邪，易伤阳气，而脾靠阳气的能量来运化水谷、运化水湿，所以脾虚的朋友一定要远离寒凉性质的食物、药物，否则脾的阳气一虚，就只能"休病假"了。寒凉性质的药物，也就是俗话所说的"去火药"，比如中药的清热解毒药、清热泻火药，也包括西药的消炎药等。这些类型的药物，脾虚者都要遵从医嘱、谨慎选用。寒凉性质的食物，既包括温度低的食物，如冰箱里的凉饭冷菜、冰镇的各种冷饮，也包括中医讲"性寒、性凉"的食物，尤其是苦寒的食物。因为苦能去火、降火，因此也同样损伤阳气，比如苦瓜、苦菜等。要知道，少吃苦，您的脾才能少受苦。

除了苦寒的菜，还有苦寒的饮料，比如啤酒。只从"啤酒肚"一

词，就能了解过量饮用啤酒，尤其是冰镇啤酒，对脾的巨大伤害了。因为苦寒伤阳，所以造成了"啤酒肚"这种典型的脾虚湿盛的体形。了解这其中的道理，有人再跟您狡辩"啤酒肚不是喝啤酒造成的"，怂恿您"随便喝没关系"，您就不会再被迷惑了。

或许有些略懂中医的人会问："中医不是说'苦能燥湿健脾'吗，怎么又说伤脾，这不是自相矛盾吗？"其实，这并不矛盾。因为我们常见的苦味菜多数都是"苦寒"的性质，比如苦瓜、苦菜等，吃多了都会有泻下的作用，会拉肚子，这也见证了其苦寒伤脾的问题；而在中药材里面，燥湿健脾的苦味药多是"苦温"的性质，是完全不同的。即使性质微凉，也会配伍很多辛温、甘温的药物。

说到这里，就不得不讲一讲中医里的"性"与"味"。您查每一味中药，都会首先看到其"性""味""归经"，这是它们的基本属性。"性"是指药材的阴阳属性，包括温、热、寒、凉四种，又称"四气"，也就是我们常说的"热性药"或是"寒性药"。"味"是指药材的五行属性，包括苦、辣、酸、甜、咸等五种，又称"五味"，也就是我们这里所讨论到的。

所有的药材都具有其四气和五味属性，而在每一味药材身上，性与味都是俱全的。所以，既有"苦寒"的药，也有"苦温"的药，我们不能只知其味，而不知其性。人体的功能微妙复杂，中医的学问精细深奥，如果我们不求甚解，就可能因为误用而造成不必要的伤害。比如有人说："酸入肝、酸生肝，是不是我每餐一碗醋，肝病就好了？"这显然是有很大的误解。又比如苦能泻火，而过食苦味菜也可能导致中毒。关于苦寒伤阳的病例，我们前面的章节已经讲到了，大家可以作为参考。

相比苦寒，更为伤脾的还有油腻、甜腻、黏腻、滋腻这"四腻"，也就是最不易消化的饮食和药物。油腻是指高脂肪的肉食，甜腻是指高热量的甜食，黏腻是指年糕类的黏食，滋腻是指阿胶类的补品。其实，只要光看这一个"腻"字，就能感受到我们的脾有多累了。如果生活中有一个人、一件事，特别难缠，像狗皮膏药一样，就是黏着你、腻着你，死缠烂打，赖着不走，我们是不是会疲惫不堪、心力交瘁？我们的脾也是一样的。

从对健康的危害而言，"四腻"对脾的伤害甚至远远超越苦寒，为什么这么说呢？您看，苦寒伤阳的啤酒肚和四腻伤脾的全身性畸形肥胖对比，哪个更严重、更全面？是不是单从体形的改变和伤害，就可以看出一些端倪呢？另一方面，四腻伤脾的内脏疾病也更多种、更严重，例如高血压、心脏病，到脑血管疾病、糖尿病，甚至各种癌症，四腻导致的疾病谱几乎登上了现代重大疾病排行榜的霸榜。因为四腻伤脾的重要性，所以其病例和机理我们在其他章节会逐一详尽地剖析，以供大家进一步参考。

还有一种我们要提到的"味"，就是酸。整体而言，酸属阴性，酸性收敛、向下，与脾主升清的功能相反，所以过食酸味对脾是不利的。中医讲"酸苦涌泄为阴"，就是很好的证明。

在日常饮食中，酸与甜的组合很多见。中医讲"酸甘化阴"，最著名的就要数"望梅止渴"的故事了。因为人们的生活常识就是：口味酸甜的杏能够生津止渴，所以当焦渴难耐的将士们听到曹操说"前面有大片杏林"的时候，光是想想就觉得口水直流了。中医临床上，也常用"酸甘化阴"的配方来滋阴养血、生津润燥。但是，阴与湿是属于同类的东西，所以过食酸甘很容易有助湿伤脾的弊端。大家都知道酸甜开胃，所以我们的食谱中有大量的酸甜口味的菜肴，如各种酸甜可口的凉拌菜，以及糖醋系列的热菜。但如果胃开了、脾还虚的话，也不宜多吃，以免脾不运化造成食积。这种情形下，需要同时健脾、控制食量，并以清淡口味为主。

酸对脾的不利关系还有另一个层面，就是酸与肝脾的"三角关系"。中医讲"酸入肝""酸生肝"，所以它可以补肝阴、养肝血。肝过旺，会克伐脾土，也就是木克土，因此过食酸味会对脾不利。但是，酸伤脾也不是机械性的，脾虚并不是不可以碰酸，只是要适度、巧妙，具体问题具体分析。比如食积会造成脾虚，吃山楂等酸味消食的药就会消积化食，从而减少脾的负担。再比如肝阴虚、肝火太旺，用酸味柔肝养阴，肝的问题解决了，对整个身体都有益，其中也包括易被肝克伐的脾。

医生就是要专业研究、明察秋毫，善于利用这种机体、五脏之间的微妙关系，善用其双向的调节作用，达到阴阳平衡的健康目的。普通大众不过是粗浅地了解养生的基础知识，只是大略而已，不可以一概而论，不能机械地生搬硬套，因为我们的机体是一个复杂、高精密度、智能化的动态平衡系统。

整体而言，这四种因素对脾的伤害程度是以"四腻困脾、苦寒伤阳"为最严重，也最常见，而过食酸味导致的脾虚问题，则相对少见而轻浅。总之，腻、苦、寒、酸这四种类型的饮食，决定着我们与脾虚的距离，所以朋友们在吃饭的时候一定要三思而行、格外小心。

4. 脾虚内湿，薏米是健脾祛湿的法宝

在前面的章节，我们已经讲过外感湿邪最易困脾，这一节我们来讲"内生的湿邪"。内生的湿邪与脾的关系最为密切，所以中医常说"脾虚生湿"。那么，什么样的情况最容易出现脾虚生湿的问题呢?

首先就是"胖子"，肥胖本身就是脾气亏虚、痰湿壅盛的表现，所以在胖人身上很容易看到脾虚和湿盛的症状，比如神疲乏力、少气懒言、动则汗出、肢体沉重等，这是"当下的胖子"。还有几种是"未来的胖子"：一是贪吃寒凉、频繁进出冷饮店的人，二是贪吃油腻、频繁光顾快餐店的人，三是贪吃甜食、频繁现身甜品店的人，四是贪杯酗酒、频繁出入酒吧的人。这都是生湿伤脾的"最佳"途径，这几类人加入肥胖的队伍，只是时间早晚的问题而已。

还有，就是不好好吃饭的人，饥一顿、饱一顿，常常拿含地沟油的盒饭、没营养的方便面来糊弄自己，一样会损伤脾胃。脾气亏虚以后，脾主运化水湿、输布津液的功能就会受到影响，所以随饮食进入

身体的大量水分无法通过正常的渠道排出体外，就会滞留在机体中，聚而成湿。因为内湿形成的原因不同，性质也会有所差异。比如因为贪食寒凉、冷饮导致的会偏于寒湿；因为贪食油炸食品导致的会偏于湿热；因为贪食甜腻食物导致的会偏于痰湿；而酗酒贪杯导致的内湿，如果是冰镇、苦寒的啤酒则会偏于寒湿，辛辣、高度的白酒则会偏于湿热。

湿邪在体内的寒化与热化，还与本人的体质有很大关系。如果本来就是很容易上火的热性体质，就容易转为湿热；如果本身是元阳不足的虚寒体质，就会易于转向寒湿的方向。不管是寒湿，还是湿热，脾在其中都难脱干系，所以《黄帝内经·素问·至真要大论》说"诸湿肿满，皆属于脾"。不管是由饮食中的湿邪进入人体造成的，还是由脾胃素虚、运化水湿功能下降生成的，内湿一旦形成，就会成为脾的沉重负担。化解和排除这些内湿会再次严重消耗脾的阳气，使脾更加亏虚，形成一个恶性循环。

虽然内湿和外湿有很大的不同，但并不是毫无关系。首先，它们都是湿邪致病，因此都有湿邪的特点，比如湿性黏滞。其次，湿邪易得而难去，也就是说，湿邪是典型的"请神容易送神难"，一旦沾上就赖上你了，所以临床上凡是夹杂湿邪的疾病，都会比较顽固，根除起来相对困难。再次，湿性重浊。其一，湿邪为患的疾病，多数都会自我感觉沉重、下坠，举手投足困难，好像地心引力忽然间增大了，尤其是会觉得下肢像灌了铅似的；其二，有湿邪的人，体内会更加污浊，说白了就是变得更加"肮脏、恶心"，比如溃烂、生疮、拉肚子、大便黏、小便浑、白带多等。

临床上脾虚湿盛的病人很多。记得有一位王先生，他是因为腹胀来就诊的。远远看上去衣冠楚楚、大腹便便，俨然一位成功人士。走近了细看，却是精神倦怠，脸色又干又黄，一点光彩都没有。他说："我总是觉得肚子胀，尤其是吃完饭以后。本来吃饭就不香，现在吃多了又难受，所以就更不想吃，大便也不成形。而且肉大身沉的，老不想动窝儿，恨不得走哪儿都有人给背个沙发才好呢。"

根据他的表现，脘腹胀满、食后加重、食纳不香、大便溏薄、肢体困重，加之望诊面色萎黄不华、神色倦怠，这是典型的脾气亏虚、湿邪内生的证型，所以我给他用了擅长健脾化湿、理气和胃的香砂六君子汤加减。方中以党参、白术补气健脾，茯苓、薏米运脾渗湿，半夏、陈皮燥湿理气，木香、砂仁化湿和胃。

传统中药中能够健脾祛湿的药材很多，方中用的薏米就是其中的佼佼者。薏米又称苡仁，是一种禾本科的植物，据说在中国至少有数千年的栽培历史。薏米是它的种仁，可药用、可食疗、可酿酒，它的根也可以入药。提到它的别名"草珠"，也许很多人就会熟悉了。草珠又称菩提子，是很棒的纯天然装饰品，可以做成项链、手串、佛珠、门帘，甚至扣子。现在的孩子们可能都没机会见到了，其实二十世纪八九十年代曾经很流行种植草珠。它的果实有花生米大小，一边稍圆，一边稍尖，形状像个小小的栗子。草珠是黑褐色的，外壳坚硬、光滑，就像涂了漆一样，中心有天然的通道，只不过被一条软芯塞住了，只要用针挑出来，或直接穿过去就相通了。把它用尼龙线穿起来，一根一根的，就可以组成一个帘子。草珠门帘色彩斑驳，清风吹过，珠子之间相互撞击，唰唰作响，听起来很有原生态的惬意感。

薏米性微寒，味甘淡，归脾经、胃经、肺经，非常善于利湿健脾。从它的生长习性也能看出，它与水有着不解之缘。首先，它的分布区域从黄河流域到珠江流域，多生长于"水湿之地"，比如《别录》就曾记载"薏苡生真定平泽"。

其次，从它的别名也可以看出些端倪。"川谷"，就是生在江河附近的谷类；"汀扣子"，就是长在水边平地或小洲上的"天然扣子"；"沟子米"，就是阴湿、聚水的山沟里出产的薏米；还有"水玉米"，就是水边的微型小玉米。

再者，它非常喜欢潮湿、温暖的气候和环境。如果土壤保水性能好、灌溉条件优良，就会生长旺盛，尤其是直接栽种在水田里，能够明显增产、增收；如果土地干旱贫瘠、保水性能差，其长势就差。薏米的野生品种很多，如果您到乡下去游玩，可以到小河畔、溪水边，或者地势低洼、阴湿的山谷中寻找它。它的样子很好认。大家都见过玉米吧？它的叶子类似玉米，远看就像一棵微型的玉米，只不过个子矮一些，上面结的不是玉米，而是一粒粒的小珠子，所以有些地方会称它为"药玉米"。

从小生长在水边的孩子水性自然就会好，水边生长的环境也印证了它有很好的祛湿习性。为什么呢？您想想，如果一个植物湿乎乎地总泡在水里，却不善于祛湿，那么会怎么样呢？对，一定会腐烂。所以，薏米的"水性"好得没话说。比如这位王先生，用了薏米为主药的健脾祛湿方之后，内湿的症状明显好转，我告诉他"湿邪不易去，脾虚难急补"，所以需要一段时间的食疗来逐步改善体质类型。下面就给大家介绍几个薏米的主要食疗方。

（1）薏米糊

原料：薏米30克。

做法：薏米磨粉，煮成米糊状，每日食之。

适用：风湿性关节炎，尤其以湿邪为主的类型。

（2）薏米红豆粥

原料：薏米、红豆各30克，红枣6颗。

做法：煮粥，每日食之。

适用：脾虚湿困的眼睑、下肢水肿。

（3）薏米莲子粥

原料：薏米、莲子各30克，红枣6颗。

做法：煮粥，每日食之。

适用：脾虚湿困的腹胀、腹泻。

（4）薏米绿豆汤

原料：薏米、绿豆各30克，冰糖适量。

做法：煮粥，每日食之。

适用：暑湿季节中暑的预防和辅助康复。

5. 色黄补脾，小米玉米利湿止痢

《黄帝内经·素问·阴阳应象大论》中说："中央生湿，湿生土，土生甘，甘生脾，脾生肉，肉生肺，脾主口。其在天为湿，在地为土，在体为肉，在藏为脾，在色为黄。"很显然，黄色与土、脾、甘、口、湿，属于同性相吸、同气相求的关系。所以，稍懂中医的朋友都知道黄色入脾。也有很多养生知识会提到补脾应该多吃黄色的食物，其中包括：黄色的粮食，比如小米、玉米、黄豆；黄色的蔬菜，比如南瓜、胡萝卜、地瓜、土豆；黄色的水果，比如香蕉、柿子、木瓜等。

以上这些黄色食物中，粮食作为主食，与我们关系最为密切，是食用机会最多的种类。所以，本节我们就来讲讲小米和玉米这两种重要的黄色主食。在中国，小米历史悠久，为传统的五谷之一；玉米虽为舶来品，但已成为世界三大粮食作物之一。

现代科学认为，小米和玉米同为粗粮，与精细加工的精米、白面相比，含有丰富的膳食纤维。膳食纤维作为人体第七大营养素，可以促进消化系统的正常运转，降低血液中胆固醇的浓度，有效预防高血压、糖尿病、心脑血管病、癌症和肥胖的发生。这些富贵病，与过多摄入动物脂肪、过少摄入膳食纤维有关，所以除了蔬菜、水果以外，如果多吃小米、玉米这样的粗粮，少吃肉类、粳米、白面这样的"膏粱厚味"（膏即动物脂肪，粱即精工细粮），就会有效降低富贵病的风险，更加健康、健美。

小　米

小米古称"粟"，脍炙人口的诗句"春种一粒粟，秋收万颗子"中的"粟"就是指小米。种过小米的人都知道，小米植株的样子很像路边常见的狗尾巴草，所以别名又叫"狗尾草"。小米是中国传统五谷之一，栽培历史悠久，品种繁多。粟分五色，古人说"色有青、赤、黄、白、黑之殊"，但只有黄色最常见，所以小米又名"黄粟"。自古以来，小米就是中国最主要的粮食作物，尤其是北方地区，因为它耐干旱。小米原产于我国的黄河流域，现在的主要栽培区也仍然在黄河中、上游地区。在古代，南方人最常吃的主食是稻米，而北方人最常吃的是小米，因此说"故今南人食粳为常，北人食粟不缺"。抗战时期不是有"小米加步枪"的说法吗？正印证了过去人们以小米为主食的饮食习惯。

现代医学显示，小米含有丰富的营养成分，它的蛋白质含量甚至高于大米，还含有其他谷物没有的胡萝卜素，维生素B_1的含量更是居粮食之首。传统中医认为，小米味甘入脾，开脾胃，益丹田；味咸入肾，补虚损，利小便。《黄帝内经·素问·金匮真言论》中说："中央黄色，入通于脾，开窍于口，藏精于脾，故病在舌本，其味甘，其类土，其谷稷。"其谷"稷"，也是指黄色的小米类的谷物。医药大家孙思邈曾说过："稷米脾之谷也，脾病宜食之。"

小米色黄入脾，所以对于脾胃的补益作用尤为突出。正如古医家所言："天生五谷，俱能养人。其甚益胃补脾，无过粳与粟也。盖因得天地中和之气最多，与造化生育之功相等。非比他物，可以名言。"

一方面，小米色黄属土，味甘入脾，五行之中"土克水"，所以小米对水湿运化失司的水肿、泄利有治疗的功效。中医讲"脾主为胃行其津液"，如果脾气虚，水湿运化、输布功能不能正常运行，就会有尿与粪都走大肠的病理改变，出现大便软、稀，乃至水泄的现象。

《金匮要略·水气病脉证并治》中说"脾气衰则鹜溏，胃气衰则身肿"，这里有个很生僻的词"鹜溏"，是什么意思呢？您可以回想一下，有没有看到过"小鸟尿尿"？没见过吧，因为鸟类根本就没有膀胱。为了尽可能地减轻体重，适于飞行，鸟类也是蛮拼的，没有任何废水储存、停留在身体里，而是随时与大便一起排出体外，所以鸟类的大便都是干、稀在一起的，既包括尿液，也包括粪便。但如果我们人类成了"鸟人"，也出现了这种情况，那就不正常了，中医称之为"鸭溏"或"鹜溏"。鹜就是"趋之若鹜"的"鹜"，是指野鸭。比如《黄帝内经·素问·至真要大论》中就说过："寒清于中，感而疟，大凉革候，咳，腹中鸣，注泄鹜溏，名木敛。"

另一方面，小米味咸入肾，性寒下行。肾司开合，所以它有利小便的作用。大小便的过程是排泄废物的过程，需要保持二便通畅、爽利，所以中医常说"利小便""利大便"。但如果"爽利成病"，就成"痢"了，要是通畅到痢疾、泄泻的程度，就不对了。小米的止痢效果，与它利小便的作用也有关。食物中的水谷消化以后，再通过小肠分清泌浊的作用，液体走小便，固体走大便，使废物排出体外。中医讲"利小便以实大便"，医圣张仲景就常用"利小便"的方法使水归正道，来治疗下利不止的腹泻。明代医家韩懋的《韩氏医通》中记载：曾经有个人一向不吃药，却得了小便不畅的淋证，于是嘱咐他"从现在起，你只能喝小米粥，不要再吃其他东西了"，结果十多天后，症状减轻了不少，一个多月就彻底痊愈了。这也是用了小米利小便的原理。

此外，小米性质寒凉，又称"寒粟"。寒性属阴下行，故善降胃火，对于胃热上逆导致的反胃有非常好的疗效，所以《滇南本草》中赞其"反胃服之如神"，适用于胃火炽盛出现的反胃、恶心、呕吐等症。

古医书还记载"小米善治消渴"，所以作为杂粮，对于糖尿病患者非常适宜。很多人喜欢新小米的清香甘甜，所以当年新下来的小米很受欢迎，大家都买来尝鲜。但是对于糖尿病患者，尤其是有胃热的朋友，却是"陈者良"，用陈年的小米做饭、煮粥，效果反而更好。

一提到小米，就让人想起了热乎乎、黄灿灿的小米粥。每当生病的时候熬上一锅，已经成为老百姓长久以来的养生传统，尤其是产后体虚，更是必备之选。因为小米粥既好消化，又养胃益脾，可以扶正气，帮助驱邪外出；补虚损，有助恢复体力。

说到小米粥，就不能不提"米油"，就是熬粥时漂浮于粥面之上的一层营养物质。米油历来为医家养生所推崇，甚至美其名曰"代参汤"，称其"补液填精，有裨羸老"。米油味甘性平，滋阴长力，肥五脏九窍，利小便通淋，对于体虚不足的老弱病残都十分有益。

此外，小米糠里的油脂成分称为"小米糠油"，也具有祛风、止痒、杀虫的治疗作用，可用于脚气、鹅掌风、各种皮癣、口角皲裂等皮肤问题的治疗。《本草纲目》中还记载：小米的淘米水发酸之后沉淀，与生地配伍外用，有治疗眼热赤肿的功效。

用麦芽熬的糖称麦芽糖，同样小米也可以"熬糖"，用于治疗烫伤、烧伤，不仅有止痛的功效，还可以防止疤痕的产生。还有，就像谷芽、麦芽具有消食化积的作用一样，小米的芽又称"粟芽"，也含有多种消化酶，可以用于治疗消化不良。

玉 米

玉米原产于中美洲，十六世纪才传入中国，所以又称"番麦""戎菽"，但现已遍布全球，是世界三大粮食作物之一，成为公认的黄金食品。玉米味甘性平，归脾经、胃经，善于调中开胃、淡渗利水。现代研究显示，玉米有降压、降脂、降糖的作用，而且利尿、通便，对有效预防高血压、糖尿病、心脑血管病及癌症都有着积极作用。在玉米的原产地，当地的印第安人世代以玉米为主食，所以几乎没有高血压、动脉硬化等常见病。

下面介绍一些小米、玉米主要的食疗方。

（1）山药小米粥

原料：小米100克，山药50克。

做法：煮粥，每日食之。

适用：脾虚湿盛的便软、腹泻。

（2）竹笋小米粥

原料：小米100克，竹笋50克。

做法：煮粥，每日食之。

适用：胃热上逆的反胃、恶心、呕吐。

（3）冬瓜小米粥

原料：小米、冬瓜各100克。

做法：煮粥，每日食之。

适用：湿热壅盛的水肿、小便不畅。

（4）南瓜小米玉米粥

原料：小米、玉米各100克，南瓜50克。

做法：煮粥，每日食之。

适用：消渴（糖尿病）的日常食疗。

（5）山楂芹菜玉米粥

原料：玉米100克，山楂、芹菜各30克。

做法：煮粥，每日食之。

适用：高血压、心脑血管疾病的日常食疗。

6. 补气强脾，常吃红枣效果好

女人到了四十多岁，正处在绝经过渡期，由于生理改变，加之事业和生活的双重压力，很多人都会受到更年期综合征的困扰。诸多负面感受常常让人措手不及，比如莫名地烦躁不安、难以抑制的无名火，动不动就发脾气，还有其他各种自主神经功能失调的症候。不仅自己很痛苦，也会影响家人，情绪低落或烦躁，造成家庭不和睦。

李女士就是这样。她是一名中年知识分子，在街道办事处工作，是基层公务员。她跟我说："我以前的生活一直都很平静，每天按部就班地工作，朝九晚五地作息，非常规律。但是近半年来，我的工作和生活却有了很大改变。一开始先是发现自己脑子没以前好使了，常忘事，精神不济；后来觉得体力也大不如前，特别容易疲劳，睡眠质量差，休息不过来，老爱打哈欠；最后就是情绪不稳定，一点儿小事就伤心难过，容易心烦，外界突然有点儿动静，就心慌、心跳半天。"

"我这才意识到这是病，开始到处检查治疗。这个病不只影响我自己，也影响到了我的家庭。一开始家人看见我难受，很心疼我，经常安慰我，但是怎么也查不出毛病，再加上我情绪越来越坏，家人就开始有点怵我、躲着我，生怕惹得我不高兴了，这让我心里更难过。"

我问她："你现在吃饭怎么样？月经情况有没有什么变化？"她想了想，说："消化不好，肚子胀。月经不规律，出血量少了。"

她说："我到医院做了一些检查，没有什么大的器质性病变，诊断结果是更年期综合征。他们说，这是我这个年龄必经的一个阶段，也没有什么特别好的办法，建议我用中药调理一下身体。"

结合她的舌苔、脉象，我确定这是脾失健运、生化乏源、气血虚衰、心神失养导致的，治疗应当以健脾益气、养心安神为主。方药以养心汤合甘麦大枣汤加减，共奏健脾、养心、安神之效。用人参、黄芪、炙甘草健脾益气；香附、神曲、苍术、茯苓醒脾化湿；当归、川芎养心补血；远志、柏子仁、酸枣仁、五味子宁心安神；浮小麦、大枣清心润燥安神。

经过一个疗程的治疗，她的各种症状都有明显改善。我跟她说："更年期有一个过程，你的心脾等脏器的虚损也是长久以来逐渐形成的，现在情况已经比较稳定了，我建议你改用中成药，配合长期的饮食疗法，这样效果会更好、更持久。"

她说："嗯，这样好，还是您想得周到。那这个食疗，我应该怎么做呢？"

我说："我会告诉你一个养生粥的方子，中医讲'药补不如食补'，你不要小看这些简单的食物，长期吃下来，有可能比药物的作用更加稳定持久，因为它补养了身体的正气。"

这个食疗方里最重要的一味药就是大枣。民间有句俗话叫"五谷配大枣，赛过灵芝草"。大枣，被《神农本草经》列入果菜部上品，这种上品"无毒，多服久服不伤人，欲轻身益气，不老延年者"可用。

《神农本草经》记载："大枣，味甘平。主治心腹邪气，安中养脾，助十二经，平胃气，通九窍，补少气少津液，身中不足，大惊，四肢重。和百药。久服轻身长年。"大枣最擅长补中益气、养血安神，所以，民间也有"一日吃三枣，终生不显老"的谚语。

今天我就跟大家分享一些补气强脾的红枣养生粥，它们对更年期综合征有着很好的辅助治疗和康复的效果。

（1）枸杞菊花红枣粥

原料：枸杞子10克，菊花5克，红枣20克，粳米100克。

做法：每日熬粥食之。

适用：更年期有头晕目眩、眼睛干涩、咽干口渴、急躁易怒者。

（2）红豆薏米红枣粥

原料：红小豆30克，薏米、粳米各50克，红枣20克。

做法：每日熬粥食之。

适用：更年期有肢体水肿、小便不利、关节酸痛者。

（3）甘麦大枣粥

原料：大麦、大枣各20克，甘草15克，粳米100克。

做法：先煎甘草去渣，后入粳米、大麦、大枣，同煮为粥。

适用：更年期潮热盗汗、情绪不稳定、忧郁易悲者。

（4）银耳桂圆红枣粥

原料：桂圆30克，银耳10克，大枣20克，粳米100克。

做法：每日熬粥食之。

适用：更年期有心悸不安、失眠、记忆力减退者。

（5）百合莲子红枣粥

原料：红枣30克，莲子15克，百合20克，粳米100克。

做法：每日熬粥食之。

适用：更年期有焦虑、大便稀溏、腰痛、赤白带下者。

7. 健脾养肾，黄豆黑豆两相宜

黄豆又称"大豆"，相对于红小豆和绿小豆，个头的确是大了不少。黄豆古称"菽"。《左传·成公十八年》中提道："周子有兄而无慧，不能辨菽麦。"其中的"菽"，就是指大豆。"菽"本来是古代对于豆类的总称，但是也常常特指黄豆。

黄豆原产于中国，在我国已经有五千多年的栽培历史，自古以来一直是我国重要的粮食作物之一。比如在司马迁的《史记》中，就有关于轩辕黄帝时期种植大豆的记载。现在，黄豆在全国各地均有广泛种植，其中以东北大豆最为著名，品质也最好。

《本草纲目·谷部·大豆》中说："盖大豆保岁易得，可以备凶年。"可见，大豆适应性强，耐贫瘠，产量高，在古代就已经作为"备荒"的重要粮食作物，用来度过天灾人祸的饥荒年景，既是国家的重要粮食储备，也是百姓的基本生存保障。一直到十八世纪初期，大豆才传入美国，之后陆续传入欧洲等世界各地。由于其营养价值很高，深受营养学专家的推崇，所以迅速成为世界上的重要农作物，而且，作为"豆中之王"，黄豆成为世界上最重要的豆类作物。

《本草纲目》记载大豆"有黑、白、黄、褐、青、斑数色"，其中以黄大豆、青大豆、黑大豆最为常见。黄大豆味甘、性平，主入脾经与大肠经。正是因为黄豆性质平和，补益脾胃，所以主要供给食用的大豆成为种植最广泛的豆类品种。

黄豆的蛋白质含量很高，是猪肉的2倍、鸡蛋的2.5倍，而且质量好，富含人体所需的8种必需氨基酸，也符合人体所需的比例。黄豆还富含不饱和脂肪酸，不但不会像动物脂肪那样造成高脂血症，而且会阻止胆固醇的吸收，非常适合动脉硬化者食用。

中医认为黄大豆味甘、性平，入脾经、大肠经，善于健脾宽中、润燥消水。临床上，黄豆对于急性妊娠中毒症、下肢溃疡、外伤溃烂、寻常疣，都有着很好的疗效，是药食两用的好食物。

说起药食同源，黄豆、黑豆真是不分伯仲，各显神通。黑豆色黑入肾，主入药材；黄豆色黄入脾，主入食材，二者各有偏重，又异曲同工。但要说植物性的食材，再也找不到比黄豆更丰富多变的了，下面我们就来看看黄豆的"七十二变"。

黄豆芽是黄豆发的芽，属于蔬菜，是我们常吃的豆芽菜之一，蛋白质、维生素含量丰富，既可凉拌，又可热炒。晒干之后，黄豆芽又摇身一变，成为一味中药材——大豆黄卷，其味甘、性平，入脾经、胃经，善于清解表邪、分利湿热。还有青嫩的毛豆、成熟的黄豆，都是佐餐佳肴。

豆腐是生活中最常见的豆制品，相传是西汉淮南王刘安发明的。

不仅在我国广受欢迎，而且随着各国饮食文化的交流，已逐步传遍全世界。随着健康饮食观念和素食主义的流行，在西方也已随处可见。

因其高品质的植物蛋白质，被誉为"植物肉"。其他豆制品又是豆腐的各种变身，比如著名的徽菜毛豆腐、客家菜酿豆腐、川菜麻婆豆腐等；传统小吃有南方甜口的豆腐花、北方咸口的豆腐脑；还有豆腐干、豆腐皮、豆腐丝、冻豆腐、豆泡、腐竹、油皮等，真是数不胜数。

黄豆还可以制作出各种调味品，比如酱油，又称"豉油"，由黄豆经发酵而成，已有数千年的历史。酱油富含多种氨基酸，酱香醇厚，可以上色提鲜。又比如腐乳，还有酱豆腐、臭豆腐，更被称为"东方奶酪"。还有纳豆、黄酱、豆豉、豆瓣酱等，不一而足。

豆浆是中国的传统饮品，与豆腐有着同样悠久的历史。无论是作为早点、小吃，还是饮料、补品，均老少咸宜。豆浆中丰富、优质的植物蛋白，更是为其赢得了"绿色牛奶"的美誉。现代人常用的，还有豆粉、植物蛋白质粉、大豆色拉油等。

还有一种大豆蛋白，又称"素肉"，是以最新的食品工艺，将豆类加工成类似动物肉的组织结构，不但高蛋白、低脂肪、不含胆固醇，而且经各种调味后，可以达到"以假乱真"的质地和口感。像素火腿、素鱼、素牛肉等，简直应有尽有，通过网购即可享此口福。

黑豆就是种皮为黑色的大豆，外形像肾脏，又色黑入肾，又称"橹豆""稽豆"。黑豆味甘、性平，入脾经、肾经。《本草纲目》记载"黑豆入肾功多，故能治水，消胀，下气"，适合于各种淋证、水肿、遗尿、肾阴虚盗汗，并且善治疮痈肿毒、解各种药毒。

黑豆又叫"马料豆"，意思就是说，它是过去人们用来喂给骡马的饲料豆。有人或许会说了："呦，原来是动物饲料啊，怎么给我吃这个呢？"甚至也有古代的医家认为马料豆用的是劣质的豆类。

不过，我并不这么认为。为什么呢？在古代，除了房产、土地以外，骡马这样的大牲口是最重要的财产了，既是农耕工具、交通运输工具，又是军事工具。对于关系国计民生的农业，马匹膘肥体壮才堪重用；对于关系国家兴亡的军事，兵强马壮才能保家卫国。用黑豆来喂马，可见黑豆是个好东西。

还有的朋友认为古人"尚白"，也就是崇尚白色食品，所以才不看好黑色的马料豆。我认为这不是事实。为什么？要说崇尚颜色，中国古人最崇尚的非黄色莫属。再说中医养生，最讲究阴阳、平和。什么东西阴阳最平衡、性质最平和呢？那就是居中而立、不偏不倚的"土"，黄色属土、属脾胃。你看中国人吃了千百年的主食，小米、小麦、黄豆、玉米，是不是都是黄色的？黄色食物性质平和、养脾胃，所以才可以常吃。

除了黄色，中医养生最崇尚的就是黑色了。因为黄色入脾经，为后天之本；黑色入肾经，为先天之本。在人身之中，没有比主先天、主后天的这两脏更为重要的了。所以，自古以来，黑色的食物、药材都备受重视，很多都被列为重要的滋补品。

黑豆的种皮，又称"黑大豆皮""稽豆衣""稆豆皮""黑豆衣""料豆衣"。黑豆衣味甘性凉，色黑属肾，善治阴虚导致的烦热、盗汗、眩晕；有益精明目的功效，可用于治疗目昏、目翳；还善于养血疏风，可用于治疗风热头痛。

黑豆的花，又称"黑大豆花"，也是一味中药材。大豆属于豆科植物中的蝶形花亚科，它的五片花瓣组成一个酷似蝴蝶的形状，远远望去，如同无数彩蝶纷飞于枝叶间。《本草纲目》记载黑大豆花可治"目盲翳膜"，有明目退翳的功效。

黑豆的叶子，又称"黑大豆叶"，也是一味草药。黑大豆叶味甘性平，入膀胱经，功能善于利尿通淋、凉血解毒，内服可以用于治疗热淋、血淋；同时，黑大豆叶还可以外用，把新鲜的黑大豆叶捣烂外敷在伤口上，每天换药三次，可用于治疗蛇咬伤。

由此看来，大豆真的无愧"豆中之王"的称号。黄大豆和黑豆都富含优质的植物蛋白，是食物中蛋白质的理想来源。这两味"田中之肉"不但提供给我们足够的营养，而且有效地避免了动物性食物的种种弊端。下面介绍一些大豆的主要食疗方。

（1）二豆豆浆

原料：黄豆、黑豆各50克。

做法：做成豆浆，每日食之。

适合：脾肾虚弱所导致的腹胀、水肿。

（2）黄豆芽汤

原料：黄豆芽50克。

做法：以清水煮，连汤淡食。

适合：寻常疣的日常食疗。

（3）黄豆小米粥

原料：黄豆50克，小米100克。

做法：煮粥每日食之。

适合：脾虚食积的腹胀、纳呆、泄痢。

（4）黑豆粥

原料：黑豆50克，粳米100克。

做法：煮粥每日食之。

适合：更年期肾虚的烦热、盗汗、眩晕、目昏。

第四章
CHAPTER FOUR

老胃病是怎么找上你的

1. 胃主受纳，胃病多是吃出来的

　　说到吃，不外乎苦、辣、酸、甜、咸五味，而据统计，五味之中最受欢迎的是辣。辣椒传入中国不过几百年，却迅速成为人们离不开的调味品，是国人餐桌上的常客，并随着川菜、湘菜的流行风靡全国，使我们的餐饮步入"辛辣时代"。出门旅行就餐您就会发现，辣椒已经无所不在，街上的餐馆走马灯似的换招牌，但麻辣烫、麻辣火锅、麻辣小龙虾等却总是火爆。

　　尤其是年轻人，因为工作强度大，精神紧张、焦虑、疲劳，脾胃不好、味觉迟钝，使他们更喜欢借助辛辣性食物释放压力，通过追求辣味的刺激感来增加食欲。饮食业为了提升消费，几乎到了"无辣不成席"的地步，在各大菜系中，以辣为特色的川菜、湘菜，乃至韩国料理，尤其受到追捧。无论是餐馆，还是小吃摊位，到处都是辛辣的天下，越来越多人吃饭时无辣不欢。普通人可能只是觉得一种地方特色菜之所以能够在全国流行，那肯定是因为好吃，但是如果是学过中医的人，就会了解这其中内在的道理。

中医有句话叫"辛开苦降"，"开"就是打开、散开、开路、开胃的意思。也就是说，即使当你完全没有胃口，你的食欲就像被一片阴霾笼罩的时候，辛辣的味道也一样可以打开你的胃口，把不想吃变成想吃，把吃不下变成吃得下。

现代医学也认为吃辣会刺激唾液、胃液的分泌，促进胃肠蠕动，因此人在吃饭不香、饭量减少的时候，就会有想吃辣味食物的念头。辛辣味道的食物有开胃消食的作用，当食欲缺乏的时候，只要加一些辣椒，就可能胃口大开，因此辣椒成了人们佐餐的上选、餐饮业的宠儿。

以前给我家里装修的一个小伙子，身体很壮，是个典型的北方人。我看他一日三餐顿顿都是红彤彤的，不是麻辣的食物，就是香辣的食物。我跟他说："小伙子，小心上火啊。"他嘿嘿一笑，说："我就喜欢吃辣的，吃饭没辣的不香。"

有一天吃午饭的时候，他突然流鼻血了，额头冒汗，脸色通红，大家慌忙找纸让他塞住。工长找到我，说："李老，听说您是有名的大夫，您能不能给我这个小兄弟看看。"我说："可以呀，让他过来吧。"小伙子告诉我，他最近正在闹胃疼，心口发热，自己买了点儿治胃疼的小药，但不是很管用，正考虑请假去医院检查检查呢。

我看了他的舌苔和脉象，跟他说："无论你是流鼻血，还是胃疼、胃灼热，其实都是一回事。我看你天天、顿顿饭盒里都是红彤彤的餐食，就全明白了，你这些毛病全都是自己吃出来的。还记得我之前就提醒过你吗？"他不好意思地点点头。

我说："你看那个辣椒，颜色是火红的，味道是火辣的，看形状是不是很像蜡烛上的小火苗？这个东西吃多了，在身体里就会像是一团火，烧烤着你的胃。不但消化系统会难受，这个火也会烧到经脉上，在足阳明胃经上的各个地方都会表现出来，所以牙龈肿了，鼻子出血了，嘴里也有异味了。"

大家都知道，我们的国家地域广阔，全国各地的地理环境、地方性气候差异很大。四川、湖南、湖北、贵州等长江流域属于南方阴湿之地，气候条件导致环境异常潮湿，地理上也是河道众多，冬季更是日照少，非常阴寒湿冷。中医讲"天、地、人相应"，因此当地人的身体受到这种寒湿之气的影响很大。身体寒湿之气重，最容易使脾的阳气受到困扰，自然形成"湿邪困脾"的体质特点，因此当地人在日常生活的饮食习惯中，就会加入燥湿助阳的辛辣食材，这样才能纠正其地域问题带来的身体偏性，达到一种阴阳的自然平衡。

正如清代《清稗类钞》中记载的："滇、黔、湘、蜀人嗜辛辣品。"正好辣椒味辛性热，有温中散寒、温胃燥湿的作用。中医讲"辛甘发散为阳"，说明辛辣的味道属阳、属火，热力十足，如果遇到寒冷的冬季，或胃中寒湿的体质，它可以起到温暖脾胃、祛寒燥湿的作用，故《纲目拾遗》中说："辣茄性热而散，亦能祛水湿。"

但是全国其他地区的气候条件和地理环境却不是这样的，尤其北方地区非常干燥，无论外在还是内在，都不易产生那种寒湿之气弥漫、需要燥湿的情况。如果我们不懂得这个道理，也跟着流行贪嗜辛辣的味道、添加辛辣的食材，它进入身体以后无湿可燥、无寒可温，那就只会耗损阴液、助火伤胃了。这就属于"非其地而食其味"。

辛辣食物，会让胃里产生灼痛感，也就是中医说的"火毒"，所以我们在很多病的饮食宜忌中，都会看到"忌食辛辣厚味"，这种说法成为中医养生的金科玉律。根据他最近的症状，如胃灼热、胃脘疼痛、鼻出血（血色鲜红）、口中有异味、烦热口渴、舌红苔黄，都是胃热炽盛的表现，这是过食辛辣厚味，以致滋生湿热、热伤脉络引起的鼻出血，也就是流鼻血。就像《景岳全书·血证》中所说："盖动者多由于火，火盛则逼血妄行。"

针对这种胃火上炎、迫血妄行的证型，我给他使用了清胃泻火、凉血止血的玉女煎加减。方中以石膏、知母清胃泻火，地黄、麦冬养阴清热，大小蓟、白茅根凉血止血，牛膝引血下行。热去血止，诸症俱减。他完全信服了，下决心把嗜好辛辣的习惯改掉。

辣椒是调味料，也有一定的药用价值，但过量吃辣则会危害人体健康。辛辣的味道强烈，吃辣过多会刺激整个消化道，比如咽喉炎、食道炎患者就不适合吃辣，以免火上浇油。辣椒素也会刺激胃黏膜，使之充血水肿，引起胃疼、灼热感，诱发胃肠疾病。因此，凡患急慢性胃炎、胃溃疡的人均应尽量少吃或忌食辣椒。

吃辣过多还会引起拉肚子，因为辣椒素会刺激肠黏膜，加速胃肠的蠕动引起腹痛、腹泻，所以肠炎、肠易激综合征、溃疡性结肠炎等病的患者都要远离辛辣食物。俗话说"辣椒辣两头儿"，意思是它会让消化道的两端，也就是嘴和肛门都有火辣辣的感觉，对很多肛肠疾病不利，使肛门灼热、疼痛，甚至出血。因此，有痔疮、肛裂的人也要少吃或不吃辣的食物。

不少年轻人喜欢辣味带来的快感，因为辣椒素能够刺激神经末梢，给大脑传递灼热感的信息，这会让大脑产生一种机体受伤的概念，并开始释放人体天然的止痛物质——内啡肽，这种物质会让人有一种"愉悦感"，因此形成越吃越爽、越爽越想吃的循环，久之可能产生一定的上瘾性。但是过辣不但会伤害消化系统，也会因过度刺激食欲而增加不必要的饮食量，导致肥胖，增加患"三高"的风险，所以奉劝大家不要只图"一时之快"。记住：辛辣只是调味的配料，而不是三餐的主角，如果总是"喧宾夺主"，那么"病从口入"就难以避免了。

2. 照顾不周，"未病"就成了胃病

很多人都有一个错误的思维，认为好好吃饭，多吃好的、有营养的，就算是照顾好自己的胃了。却不知道有不少人正是因为吃得好、吃得饱，不仅得了胃病，还严重影响了睡眠。其实这种"越吃得好、越睡不好"的胃病，在人群中并不少见。不信你可以回想一下，有没有晚上吃撑了不消化、胃里好胀，难受得半夜睡不着的情况？

这种失眠就叫继发性失眠，也称为"共病性失眠"，也就是说，同时伴随着其他疾病引起的失眠。近年来，共病性失眠这个概念越来越受到人们的关注。现代医学发现，很多疾病都会引起继发性失眠，必须治疗原发病，而不能单纯只靠安眠药。比如功能性消化不良、消化性溃疡、肿瘤的患者，除了腹痛、腹胀、恶心、反酸等消化系统症状以外，还常常伴有失眠的情况。国际著名的调查机构在中国做过数千人的睡眠调查，结果证明：一些大城市，近60%的成年人存在失眠的现象，而其中80%～90%都是共病性失眠。

其实我们的传统医学早就意识到了这个问题，中医有一句很出名的话——"胃不和则卧不安"，就出自《黄帝内经·素问·逆调论》，其中明确指出："阳明者，胃脉也，胃者，六腑之海，其气亦下行。阳明逆，不得从其道，故不得卧也。《下经》曰：胃不和则卧不安，此之谓也。"前面的章节，我们已经讲了"脾虚"会引起失眠，这一节我们会讲"胃实"同样会引起失眠。

在门诊我就遇到过这样一位老太太，她告诉我："孙子是我一手带大的，现在他念初三，平时都住校，我就盼着每年的寒暑假，等着孙子回来。他一个人住在学校没人照顾，吃不好喝不好，肯定缺营养，所以一到放假就想给孩子好好补补，您说对不对？"她儿子接过话茬："我妈恨不得天天大鱼大肉，顿顿吃这么油腻的东西，谁受得了啊！孩子根本吃不下，大多剩下了，她不舍得让孩子吃剩饭菜，又不舍得扔掉，只能自己吃，结果把胃给吃坏了，夜里胃灼热、胀肚、反胃，来回'翻烙饼'，就是睡不着。"的确，老年人本来脾胃功能就弱，晚上吃多了难消化的东西，很容易辗转反侧。这是过食肥甘，酿成痰热，胃气失和，上扰心神导致的不寐。正如《张氏医通·不得卧》中说的："脉滑数有力不得卧者，中有宿滞痰火，此为胃不和则卧不安也。"根据她脘闷口苦、心烦不寐、泛恶嗳气、舌苔黄腻等表现，我判断她属于胃腑宿食、痰热内盛的证型，给她用了清化痰热、消导和中的黄连温胆汤加减。方中以半夏、茯苓健脾化痰，枳实、陈皮理气和胃，黄连、竹茹清心降火，龙齿、珍珠母镇静安神。

服药好转之后，我嘱咐他们："中医育儿有一句名言，是'若要小儿安，三分饥与寒'，也就是说，养孩子要饿着点儿、冻着点儿，反而能够平安健康。尤其晚上要少吃，才不会因为食困，耽误孩子学习，少熬夜才能睡眠充足，利于孩子的生长发育，减少存食生病、增脂肥胖的机会。老年人更是如此，脾胃弱，疾病多，如果晚饭吃得过饱、过腻，不但容易诱发心脑血管疾病、糖尿病、高血压等，甚至有夜间突然发病猝死的风险，必须引起重视。所以，中医养生常说：要清淡，七分饱。"

高速发展的经济，快节奏的城市生活，现代人形成了全新的作息规律。白天高密度地紧张工作，早饭、午饭匆忙应付，把一切都寄托于傍晚来临之后的夜生活。不少人的饮食规律非常不可取：早饭不吃，午饭将就，晚饭盛宴。忙忙碌碌一整天，终于可以彻底放松下来，好好吃顿饭了，靠晚饭把全天所需找补回来，甚至有吃夜宵的习惯。据统计，90%的肥胖都跟晚饭有关。饮食超量，营养过剩，加之吃饱就睡，缺乏运动，没有热量消耗，这些食物的能量就只能装箱入库，储藏于脂肪中了。这样的饮食习惯，即使早饭、中饭不吃或少吃，也抵不过这一顿的过量。自以为在减肥，实际却在长肉。就像俗话说的"马不吃夜草不肥"，就是说，连马都要靠夜里吃草才能长膘。所以，佛家修行者与中医养生家有"过午不食"的说法。过午不食则身心轻安，让肠胃得到适当休息，清心寡欲。晚饭吃不好，对睡眠质量影响极大。如果晚餐过于丰盛，吃得过饱，脾胃肝胆等与消化相关的器官就不得不连夜"加班"，处理您晚餐布置的大量"工作"，大脑也会收到身体传来的信息，陪着消化器官处于兴奋状态，从而造成多梦、失眠，久之甚至形成神经衰弱。那么，到底怎么吃晚饭才健康呢？

第一，晚饭要吃得少。晚饭一定要细嚼慢咽，一般从食物入口到食物入胃，缓解餐前的饥饿感大约需要20分钟的时间。也就是说，吃饭的前20分钟，嘴满足了，胃却没满足，这个阶段最忌讳狼吞虎咽，导致饮食超量。只有这样，才能避免晚餐暴饮暴食。

第二，晚饭要吃得早。晚饭时间要尽可能远离睡眠时间，为脾胃消化食物争取一段时间。老话说"饭后百步走，能活九十九"，就是这个道理。缓慢的散步，有利于胃肠的蠕动和消化；放松的心情，可以让身体的血液集中于肠胃；缓慢运动也能消耗一定的能量，有利于防止餐后脂肪的堆积。

第三，晚饭要吃素。晚饭一定要多素少荤，尽量避免食用三高食物，也就是高蛋白、高脂肪、高热量。忙活了一天，身体需要休息，肠胃也是一样的，所以，不要到了晚上还给脾胃增加高强度的工作。人体是一个整体，你都睡觉了，你的肠胃还在高速运转，身心怎么可能轻松得下来呢？消化不良和睡眠差，是难以避免的。

晚饭最好吃一些易消化的食物，比如清淡的粥类、蔬菜类，少吃难消化的各种肉类、甜食、黏食，这些会加重脾胃的负担。如果胃内食物不能及时排空，就会出现胃脘胀满的症状，直接影响睡眠质量。还有，尽量避免葱、姜、蒜、辣椒等辛辣食物，以免助火生痰，扰动心神，造成入睡困难。

对大多数人来说，一日三餐后的脾胃不适很常见，常常因为生活的忙碌而忽略，对这种小问题疏于照顾。殊不知，绳锯木断，水滴石穿，久之"未病"就成了胃病。量变到质变，无形到有形，功能性疾病发展成为器质性病变。所以说，能检查出来的病都不是小病、新病，当你觉得只是脾胃不适，没关系、不要紧的时候，其实已经种下了老胃病的种子。

3. 胃动力下降，胀气在所难免

很多人接触"胃动力"这个词，都是源于吗丁啉的广告，但对于什么是胃动力，却并不是很清楚。胃动力是胃的运动功能，胃动力不足，就是胃部的肌肉收缩、蠕动无力。食糜从胃进入肠道，需要靠胃的肌肉有节律、强劲地收缩蠕动才能完成，也就是说，食糜需要靠胃把它推入十二指肠。

如果胃的肌肉没有劲儿，动作就会变慢、变弱，一些食物就会滞留在胃里，影响胃的排空。因此，胃动力不足就会出现食欲差、一吃就饱、胃胀饭后加重、恶心、呕吐等消化不良的症状。胃排空延缓，食物在胃里停留时间过长，会增加胃液的分泌。由于胃液的酸度很高，会对胃黏膜造成伤害，容易形成胃炎。

很多年前，曾有一位刘师傅找我看病。他是一个出租车司机，那时候北京还有"面的"，就是一种客货两用、又大又便宜的出租车，很受老百姓欢迎，容易拉到客人，空驶率低。但有一样不好，就是设备比较低端，没有空调，冬冷夏热，所以司机师傅很辛苦。

刘师傅对我说："这两天天气太热了，车的发动机又在前面，我那座椅热得烫屁股，估计放个鸡蛋都能熟，在车里光膀子都一身是汗。中午抽空回家吃个饭，凉快凉快，为图省事又贪凉，就直接吃了冰箱里的剩饭、剩菜。谁承想，吃完就胃疼、胃胀，赶紧开车来了。"

在夏天酷暑的日子，因为贪凉得胃病的人很多。我看了他的情况，突然胃疼，因寒而起，舌淡苔白，脉象弦紧，显然是寒凝胃脘，气机阻滞，不通则痛，所以用擅长温胃散寒、行气止痛的良附丸加减。方中以高良姜、干姜温胃散寒，香附、木香行气止痛，青皮、陈皮理气和中。

正如《医醇剩义·胀》中说的："胃为水谷之腑，职司出纳。阴寒之气上逆，水谷不能运行，故胀满而胃痛，水谷之气腐于胃中，故鼻闻焦臭，而妨食便难也。"如果贪食寒凉，胃内堆积的东西过多，就容易腐败变质，妨碍消化系统的正常运行。食物在胃肠中停留时间过长，在胃肠道菌群的作用下酝酿发酵，释放出气体，气体膨胀使胃肠道内壁受到压迫，所以饭后会出现胀气的症状。从前父母都知道，如果孩子遇到这种情况，就会去药店给他买一些酵母片或者乳酶生，吃了就能够促进消化，症状就会得到缓解。

胃里有饱胀感，就像吞进一个气球，一直压迫周围的器官组织，会感到很不舒服，甚至出现疼痛。压力高，自然就会想要向外释放缓解，试图从消化道的上口、下口排出多余的气体，所以就会打嗝、放屁，中医称之为"嗳气"和"矢气"。

中医讲"胃气以降为和"，如果胃动力出现问题，胃不能正常排空，使食物顺利地进入十二指肠，不仅会有腹胀、胃灼热等食物滞留在胃的症状，而且可能会有发生逆向运动的倾向，出现恶心、呕吐、反酸等症状，企图从上面将食物排空来缓解不适。中医说的"胃的气机阻滞"，其实就是一种胃动力不足的表现。正如《黄帝内经·灵枢·胀论》中说的："胃胀者，腹满，胃脘痛，鼻闻焦臭，妨于食，大便难。"

那么，怎么才能减少胃动力不足的情况呢？

第一，每餐都要有意识地少吃一些。我们在日常生活中可能都有这样的常识：当洗衣机、食物料理机里面东西放得太多了，就会有异样的声音，出现运转故障。这个时候，我们只要从里面拿出一些衣物，或取出一些食物，故障就可能被排除，又能正常工作了。脾胃的运化也是这个道理，所以七分饱是最适合的饮食量。

第二，要少吃脂肪含量高的食物。因为这些油腻的食物黏稠度很高，就像黏糊糊的油泥一样，既不容易分解，也不容易推动和排空，会消耗过多的胃动力，消化和分解脂肪的酶也不敷使用。这些油脂还会黏附滞留在胃中，时间一长，就很容易引起腹胀。

第三，要适当地增加运动。适量的运动既能消耗体内的能量，又能促进胃肠道的蠕动，对促进胃动力有积极的作用。养过小狗的人可能都知道，每天只要带它出去走一走、跑一跑，小狗很快就会排便，这正是由于运动增加了胃肠的蠕动，促进了它的排空。所以不要一吃完就躺下，或者睡前吃很多东西。

第四，尽量远离碳酸饮料，例如汽水、啤酒等含有高压气体的饮料，尤其是青少年和胃肠病患者，要尽可能少喝或不喝。这种饮料在制作过程中就用高压压入了很多气体，一旦把它喝到胃里，遇热之后气体会逐渐释放出来，产生明显的胀气。

第五，尽量避免食用产气的食物。如果胃动力不足，食物滞留时间长，就会在胃肠道内过度发酵，产生大量的腐败气体，形成胀气，所以要避免食用容易产气的食品。一些甜食因为能够为细菌提供食物，促进发酵产气的过程，所以也要远离。还有就是容易产气的豆子和奶制品，也不适合胃胀气的人。

临床上，浅表性胃炎、消化系统溃疡、急性胃炎等患者常常是以胃胀为主，表现为胀闷、反胃、食欲不振。另外，也有其他疾病引起的胃动力不足，比如糖尿病患者的"胃轻瘫"。只有积极治疗原发病，才能有效改善胃排空困难，消除腹胀、呕吐等症状。胃动力不足、食欲差、消化不良，也有可能是一些严重疾病的预警信号，比如消化道的癌症，不加以重视可能会错过发现的机会，也会导致营养不良等。

此外，精神因素也会对胃肠的运动功能产生很大的影响。记得相声大师侯宝林先生曾说过一个著名的相声——《笑的研究》，其中就有一段讲相声，说："哈哈一乐，可以使人清气上升、浊气下降，二气均分，食归大肠，水归膀胱，消化食水，不生灾病。"清浊二气，各有所归，当然就不会在胃肠中淤滞而产生胀气了。所以，多听听相声、看看小品、搜搜段子，也不失为一个消食除胀的好办法。

4. 营养跟不上，胃也会不舒服

一提到"营养不良"，很多人脑子里首先想到的画面可能是炎热的非洲、贫瘠的土地、骨瘦如柴的小男孩、望向镜头的饥饿无助的眼神，甚至画面远处还有隐约可见的同伴的尸骨、空中等待掠食腐肉的秃鹫，一切都悲惨而震撼人心。

现在我们身边的孩子都出生在世界和平、物质富足的时代，甚至"饥饿感"这个词早已经远离了人们的日常生活。不像我们那个年代，尤其是三年困难时期，很多人都切身体会过吃不饱、穿不暖、三餐不继的感受。记得小时候，很多人家冬天没什么蔬菜可吃，就会去单位的大食堂捡人家丢弃不用的大白菜帮子，拿回家洗干净之后腌成咸菜吃。

改革开放以后，经济发展起来了，老百姓的日子越来越好过，因为饥饿造成的营养不良越来越少见，多数人都已经衣食无忧，甚至越来越多的人出现营养过剩的问题。那么，"营养不良"是不是就真的远离我们，成为一个过时的话题了呢？其实不然。旧的问题少见了，却被新的问题取而代之，比如偏食、营养摄入不均衡等。所以，"营养不良"并没有消失，只是"更新换代"了而已。

从近些年来对于青少年营养状况的调查来看，无论是发达的东南沿海地区，还是相对落后的西部地区，营养不良的情况在学生中仍然普遍存在。这其中，一方面是营养摄入的不足，另一方面是膳食成分不合理导致的营养失衡。比如不好好吃正餐而以方便食品、各种零食来替代，或者经常光顾充斥垃圾食品的快餐店。营养不良和营养过剩，已成为危害青少年饮食健康的两个最突出的问题。

二十世纪五十年代，日清公司的创始人安藤百福发明了世界上第一包方便面。因为方便到只要"一杯开水"就可以解决吃饭问题，所以大受欢迎，甚至被评选为"二十世纪日本最重要的发明"。之后，各种口味的方便面，以及各种类型的其他方便食品，在短时间内迅速遍布全世界。仅方便面一项，每年的全球销量就接近1000亿包，其中中国约占500亿包，我国的方便面生产企业逾千家，从而成为世界方便面产销的第一大国。

因为极其适合现代人的快节奏生活，所以方便面的主要消费市场在城市。如今它已经渗透进人们生活的方方面面，在我们的一日三餐中，稳稳占据了自己的一席之地。多年来，其普及的程度让我们几乎很难再找到"没有吃过方便面的人"。从媒体中花样翻新的方便面品牌，到电视上比例可观的方便面广告，可见一斑。无论是国际范的大型超市，还是居民小区的连锁便利店，方便面的货架上总是琳琅满目。尤其是很多男生，因为不需要像女生那样顾虑身材，所以对食用方便面产生了依赖心理。

方便面最主要的成分是碳水化合物，还有一些油脂、调味品，以及极少量的脱水蔬菜。其他像蛋白质、矿物质、维生素、纤维素、微量元素等人体必需的营养物质，含量很少或根本没有。有些营养专家曾经做过调查，发现在经常食用方便面的人群中，营养不良的比例高达60%，其中因长期缺少摄入新鲜蔬菜、水果造成的各种维生素缺乏、缺铁性贫血等问题尤为突出。而且，方便面中的防腐剂、增味剂等都有一定的毒性，对肝肾也存在着潜在的危害。

经常吃方便面的现象在大、中、小学生和刚参加工作的上班族中非常普遍，有的是图方便，有的是图省钱。很多学生并不是因为穷、没有钱，而是想把钱省下来，出去玩、买东西、打游戏等；而已经参加工作的打工一族，则是用来贴补房租、水电等开销。总之，多数情况并不是吃不起饭，而是没有把吃饭问题和身体健康、保护脾胃当作一件大事。

青少年正处于长身体的阶段，营养需求本来就高于成年人。因为除了一部分营养是用来维持每天大量的身体消耗，还有一部分是为了满足不断生长发育的需要。如果在这个人生阶段不注意营养摄入的质量、数量、种类均衡的问题，就会对今后一生的身体健康和基本素质产生不良影响。

我就曾经碰到过这样一个年轻人，他家祖祖辈辈都是北方人，骨子里早已经习惯了北方的饮食方式。他高中毕业以后考到了南方的大学，不得不孤身一人前往陌生的地方，结果因为饮食习惯的差异造成脾胃问题和营养不良。

大家都知道，南北方人的主食差异很大，北方人习惯面食，把面粉做得花样百出，而南方人则是世世代代都以稻米作为主食。这是因为北方干旱，降雨量少，适合种植小麦；而南方潮湿，降雨量大，更适合种植水稻。这种饮食偏好就这样世代相传，造成了南北方主食习惯的截然不同。

他告诉我："我从小就很少吃米饭，家里的三餐一般都是以面食为主，突然到了南方，不仅水土不服，而且非常不适应当地人的饮食习惯，一天三顿都是米饭。我的学校在郊区，周围的饭馆本来就少，卖面食的就更少，所以这半年多来，我就养成了靠方便面充饥的习惯，从早餐到夜宵，常常都是如此。"

他说："但是没想到，方便面吃多了、吃久了，胃口变得越来越不好，胃也经常隐隐地疼。自己揉揉，或喝点热水，就能好受点。而且体力明显越来越差，身体越来越瘦弱，体育成绩在班上也倒数。我们家里人，半年没见到我了，乍一见面吓了一跳，说我变了很多，看起来面黄肌瘦的，这让家人很心疼，也很担心。"

根据他的情况，身体瘦弱、食欲欠佳、胃脘隐痛、喜揉喜按、身倦乏力、面色不华，都是脾胃虚寒的表现，所以我用了擅长温中健脾、和胃止痛的黄芪建中汤加减。方中以黄芪、党参补中益气，干姜、桂枝温胃散寒，芍药、大枣缓急止痛。

脾胃是后天之本、气血生化之源，营养跟不上，胃也不舒服；反之，脾胃消化吸收不好，营养的补充就更成问题了，因此，形成了一个恶性循环。

经过一个疗程的调理，加上学校放假期间家人精心制作的营养膳食调理，并且谨守我嘱咐他的饮食宜忌。小伙子胃疼的症状没有再出现过，脸色也好转了很多，很快又恢复了往日的活力。

　　我对他说："年轻人，你还在学习阶段，还没参加工作，没有承担任何社会和家庭责任，可以说，你的人生还没有真正开始。如果因为觉得吃饭是小事，营不营养没关系，现在就伤了脾胃，失去了身体健康，才是输在了人生的起跑线上。"

5. 要想胃好，远离烟草

因为受到国内外影视剧的影响，不少年轻人有一种幼稚的观念，觉得吸烟很时尚、很酷。有一些明星有吸烟的习惯，时不时吞云吐雾，给喜欢模仿、世界观还不成熟的青少年带来很多不良影响。研究人员发现，在年轻人、受教育程度低、收入水平低的人群中，吸烟者居多。而第一次吸烟的年龄越小，发生胃癌的风险就越高。

值得注意的是，香烟点燃以后，有50%的尼古丁会随烟雾飘散到空气中而毒害到周围的人，只有20%被吸烟者的身体吸收，所以从某种意义上来讲，被动吸二手烟受到的毒害并不亚于吸烟者。因此，对于禁烟，只管好自己还远远不够。

烟草最初来源于美洲土著的印第安人，只限于祭祀活动中的巫师们使用，因其对神经系统有迷幻作用，使巫师们误以为这样更能接近神灵，从而得到启示。随着哥伦布发现新大陆，烟草被带到了欧洲，起初他们并不能接受这种能让人从嘴里吐出烟雾的怪东西。据说烟草刚传入英国时，吸烟的人甚至会被判处刑罚。

　　早期的烟草，即使是在印第安人中，也多是用作外敷药物来帮助缓解一些身体不适，操作类似中医的艾灸，只把它当作一种烟熏疗法，作为外用的植物药。战争加速了烟草的传播，因为它能短暂舒解压力。战事带来香烟的大量消耗，无论是参战的士兵，还是硝烟中的寻常百姓，都借助它来缓解焦虑和煎熬。但是烟草的这种作用，犹如饮鸩止渴，让吸烟者一生都笼罩在痛苦的阴影之下。这个健康杀手的真面目，逐步被科学所揭开。

　　现代研究显示，其烟雾中至少有2000种有害物质。德国化学家从烟草中提取出一种有害成分，被称为"尼古丁"，极少量的尼古丁就可以毒死猫狗，甚至是人。之后陆续发现吸烟会导致癌症等多种疾病，吸烟者寿命会缩短20年左右，比如英国有1/3的中年人因多年吸烟而丧生。中国医学科学院肿瘤研究所的研究显示，1990年有60万中国人死于吸烟，预计到二十一世纪中叶每年死于吸烟的人将达到300万人。而且治疗吸烟的肺癌患者难度很大，因为尼古丁能阻止化疗药物发挥作用，保护癌细胞。

　　2003年，世界卫生组织颁布了《烟草控制框架公约》，许多国家相继出台了控烟条例，禁止在公共场所吸烟、限制香烟广告、禁止青少年吸烟等。人类在和这个魔鬼的较量中，终于逐步收复了失地，再次夺回了主动权。现在许多国家的法律规定，香烟的包装盒上必须印有"吸烟有害健康"的字样。也有不少国家在烟盒上印刷吸烟危害健康的图片，比如熏黑的肺、损坏的牙齿等，用来警醒香烟购买者减少消费、尽量戒烟。不丹率先禁止所有烟草进口，成为首个无烟国家。我国的法律也规定，任何媒体和公共场所都不得放置香烟广告。

烟草传入中国的时间并不长，人们却及时发现了它的危害，比如《滇南本草》中记载："令人烦乱，不省人事。"《本草汇言》也明确指出："偶有食之，其气闭，闷昏如死，则非善物可知矣。"

由于各种渠道的积极宣传，现在几乎每个人都知道吸烟与肺癌的关系，却不清楚烟草也会增加口腔癌、食管癌、胃癌、结肠癌等十多种癌症的发病风险。

有一位患者赵先生，他是平面设计师，身体消瘦，扎着一个小辫，一看外表就是搞艺术的。他跟我说："我是一个自由职业者，外人看起来自由自在、轻松愉快，其实压力比在公司里工作的人更大。没活儿的时候经济没有保障，活儿多的时候点灯熬夜、孤军奋战，生活很不规律，让我的胃炎时好时坏。尤其近几个月，因为工作忙、压力大，烟抽得比较狠，快到交活期限的时候，每天都得一两包。既靠这个熬夜提神，又用它放松自己，寻找灵感。结果胃病明显加重了，老觉得胃里烧得慌、口苦，嘴里还有不好的味道，一抽烟就打嗝、胃难受。"

我跟他说："科学研究已经证明，烟草中的尼古丁等成分的确能够导致胃黏膜受损害，所以会诱发各种胃病，或加重胃炎、胃溃疡的病情。"他听了很意外，说："我以前只知道抽烟对肺不好，严重了会得肺癌，一直仗着自己年轻，存着侥幸心理，觉得哪能轻易得上。没想到肺还没出问题，倒先给胃抽坏了。"

中医认为吸烟是一种火毒，他现在表现的胃中灼热、胀闷、嗳气、口苦口臭，都是胃火炽盛、气逆上冲的症状，需要用清热泻火、和胃降逆的竹叶石膏汤加减。方中以竹叶、石膏清泻胃火，半夏、竹茹降逆和胃，沙参、麦冬养胃生津，防止火毒伤阴。

早在1821年的《医学大辞典》中，人们就记录了对烟草工厂的调查结果，充分显示出它对健康的毒害作用。"烟厂工人们普遍面黄肌瘦，常患有哮喘、腹泻、便血、头晕、头痛等症状。"从这些早期的医学记录中我们不难发现，烟草除对人们熟知的呼吸系统造成伤害外，还累及神经系统和消化系统。

当我们吸烟时，有一部分烟会随着人的吞咽动作与唾液一起进入消化道，直接接触胃肠道黏膜。尼古丁会刺激和破坏胃黏膜，并降低幽门括约肌的张力，促使胆汁反流，还会使胃酸分泌增加，诱发慢性胃炎和胃溃疡，并使溃疡面难以愈合，从而使我们患胃癌的风险大大增加。

据统计男性每天一包烟者，患胃癌的风险就会增加50%。还有研究显示，在吸烟的人群中，胃溃疡的发病率会高出常人2～4倍。不仅如此，在胃病的治疗中，即使是使用同样的治疗方案，吸烟者的治愈率也远远低于普通人。而且，慢性胃炎、胃溃疡的吸烟者治愈后复发的概率同样大于常人。也就是说，吸烟的人更容易得胃病，且更难治愈、更易复发。

其实仔细留心就会发现，抽烟以后，不少人都会出现胃肠道的不适症状，比如一抽烟就打嗝、反胃、恶心、干呕，或者抽烟后会出现胃疼、胃里难受，也有人一抽烟就闹肚子、跑厕所，甚至便血。这一方面说明了烟草对胃肠道有不良刺激，另一方面也是出于我们身体的本能反应，试图把这种有毒物质从消化道的上口、下口排出体外，尽可能减少自身伤害。所以说，要想胃好，远离烟草！

6. 压力大、情绪差，胃也很惆怅

很多年前，我曾经读到过一本关于心身医学的书，上面讲：如果把一只猫放在老鼠的笼子旁边，老鼠就会很容易得高血压、胃溃疡。意思就是说，我们平常看到的很多病都是心身疾病，都是精神因素引起的。比如表面上是胃病，但不一定只是吃饭不好导致的，很有可能是源于心理因素。在日常生活中，您是不是也常有这样的经验：在紧张、压力、焦虑、愤怒的情况下，我们会胃不舒服，或者是胃病犯了、胃疼加重了？

但是，实际上由于目前医学认知的局限，对这方面的认识和重视不足，多数病人在医院得到的只是身体上的检查和治疗，他们的心理因素很少被关注。比如胃神经官能症，又称"压力型胃病"，就是典型的例子。

现在倡导医学模式的转换，就是从传统生物医学模式向"生物—心理—社会"医学模式的转变。也就是说，过去人们一直只看到病本身，认为疾病是单纯的身体有问题，而现在人们逐渐意识到，很多时候"身病"是由"心病"带来的。有研究显示，当人们在心情愉快时进餐，受神经内分泌系统控制的消化腺会正常分泌消化液，胃肠蠕动增强，消化顺畅；而在情绪低落、精神不振的情况下进餐，则会导致消化能力降低。长此以往，甚至会引起胃十二指肠溃疡，以及慢性胃炎等疾病。

您有没有这样的经历：本来高高兴兴的饭桌上，有人一提不愉快的事情，其他人很快就会放下碗筷，离席而去，因为吃不下了。所以，父母们要记住：不要在饭桌上数落孩子，也不要在吃饭的时候询问和讨论孩子的考试成绩。

曾经看到一个新闻说，由于工作压力大、饮食不规律，青年人成了胃病高发人群。过去本来是常见于中年人的胃病，现在发病年龄却逐年降低，二三十岁的年轻人，尤其是竞争压力大的公司白领，越来越多地成为胃病的主力军。在我们门诊的实际接诊中，也的确如此。脾胃病患者中，年轻病人的比例越来越高。很多长期处于压力、焦虑状态下的年轻人，很容易受到胃病的困扰。

记得我接诊过一个化妆品公司的销售员，小女孩年龄还不到20岁，让人印象很深。她跟我讲了自己得病的过程：因为学历低、没有竞争优势，所以找不到好工作，而且相貌平平，销售业绩总是不如那些漂亮的女孩子，无形之中就有了很大的压力。自从工作以来，就一直情绪低落，觉得自己前途暗淡，随时可能会被淘汰。出现胃痛的情况已经有一两年时间了，工作累或者压力大的时候就会加重。做了胃镜和各项生化检查，都没查出什么毛病，但就是难受，最后才跑到中医院来。

据她描述，她经常胃疼、胃里堵得慌，肚子胀硬，想打嗝又打不上来；心烦急躁，平常老爱叹气，生气的时候两肋窜着疼，大声喊一阵儿，感觉能舒服一会儿；有时候早上吐酸水，吃东西以后容易反胃，嘴里有异味，大便不痛快。我为她切诊，是很明显的弦脉。

显而易见，这是肝气犯胃、胃气郁滞的表现，需要疏肝解郁、消食导滞。方子用最善解气、血、痰、火、湿、食这六种郁滞的越鞠保和丸加减。香附能够疏肝理气，川芎有活血化瘀的功效，竹茹能够化痰除烦，栀子能清热泻火，苍术可以燥湿健脾，神曲能消食导滞。

中医讲"木克土"，肝属木，胃属土。也就是说，胃就是肝的出气筒。人一生气上火，肝气一郁结，没地儿发泄了，就会发给它的下家儿，拿胃来撒气泻火。气是人体的总动力，气郁则一郁百郁，气、血、痰、火、湿、食都会郁滞不通，就像交通大拥堵一样，谁都别想过去。这时候，各种胃的毛病就都找上门儿来了。

所以，我跟她说："小姑娘，胃病我可以给你治，但病根你必须自己拔。你知道吗，你这么想是不对的。你因为不开心，得了病，又花了钱；如果反过来，你不让自己不开心，既不受罪又省钱，跟现在比，是不是就变成一件开心的事儿了？"

她说："李爷爷，您说得也对啊。"

我继续说："小姑娘，我建议你去网上搜搜赵朴初老先生的《宽心谣》，每天带在身上常念念，毕竟'心病还得心药医'，懂吗？"

后来她复诊的时候，她的胃病逐渐好转了，脸上也多了一些笑容，她说："通过闹这场病，我终于懂了：想法越负面，结果就越糟糕。我以后一定要逼着自己遇事多往好处想。"

所以，您也记住了吗？不要上肝火，让胃不开心。脾胃为后天之本，胃不开心，整个人的情绪就会受到影响。最后，我把这首《宽心谣》也分享给大家。

宽心谣

日出东海落西山，愁也一天，喜也一天。

遇事不钻牛角尖，人也舒坦，心也舒坦。

每月领取活命钱，多也喜欢，少也喜欢。

少荤多素日三餐，粗也香甜，细也香甜。

新旧衣服不挑拣，好也御寒，赖也御寒。

常与知己聊聊天，古也谈谈，今也谈谈。

内孙外孙同样看，儿也心欢，女也心欢。

全家老少互慰勉，贫也相安，富也相安。

早晚操劳勤锻炼，忙也乐观，闲也乐观。

心宽体健养天年，不是神仙，胜似神仙。

第五章

这样养，胃病消，消化好，身体棒

1. 消食化积，山楂麦芽有妙效

谈到食积，就不能不提山楂、神曲、麦芽，这三味药并称为消食化积的"三仙"。在老中医开出的药方中，我们经常可以看到"焦三仙各几克"。虽然只占一味药的位置，但它却是这三味药的合称，药房抓药的时候，也是每味药各抓几克出来的。之所以会称之为"焦三仙"，是因为这三味药通常都经过中药材的炮制过程，炒制后变成焦山楂、焦神曲、焦麦芽再使用。被炒出焦香味之后，增加了"三仙"醒脾的功效。那么，为什么香味可以醒脾呢？那就要追溯到中医讲的五脏对应的"五臭"了。

《黄帝内经·素问·金匮真言论》中说："中央黄色，入通于脾，开窍于口，藏精于脾，故病在舌本，其味甘，其类土，其畜牛，其谷稷，其应四时，上为镇星，是以知病之在肉也，其音宫，其数五，其臭香。"也就是说，香是对应脾的，所以香味可以醒脾开胃。

其实，还有两味药与麦芽很类似，那就是谷芽与粟芽。麦芽是大麦的芽，谷芽是稻米的芽，粟芽是小米的芽。因为在植物的芽中有着丰富的消化酶，所以可以有针对性地帮助其消化，比如麦芽就含有淀粉分解酶、转化糖酶、酯化酶等。因此，麦芽最擅长治疗面食导致的食积，谷芽最擅长治疗米食导致的食积，粟芽当然就是最擅长治疗小米导致的食积。神曲是由麦粉、麸皮与杏仁泥、红小豆粉、鲜青蒿、鲜苍耳、鲜辣蓼自然汁混合发酵而成的，靠的就是其中善于促进消化的菌类。

山楂味酸，故又名"酸查"，其味酸、甘，入脾经、胃经。《本草纲目》中记载："初甚酸涩，经霜乃可食。"胃酸是胃中的酸性液体，也是阴液的重要组成部分。山楂中医讲"酸甘化阴"，山楂味酸、甘，可以化为阴液，促进胃酸的分泌，补充胃液的不足。

大家都知道，胃是靠胃酸来消化食物的，山楂有助于胃酸正常发挥它消化食物的功能，尤其是难以消化的高脂肪食物。所以，山楂有很好的消肉积的作用。现代科学研究显示，山楂能够促进消化酶的分泌，促进脂肪的分解和消化过程。

《本草纲目》中记载山楂可以"化饮食，消肉积"。山楂味酸，入脾胃经，是消油腻肉食积滞的要药。用山楂消肉积，既可以单用本品煎服，治疗吃肉太多、不消化导致的胃脘胀痛，也可以与其他消食化积药配伍同用，常用的有神曲、麦芽等。

如果是胀痛比较严重，有脾胃气滞的问题，就需要配合行气导滞的药物，如木香、枳壳等。如果是伤食引起的腹痛、腹泻，则可以使用焦山楂，研末开水调服。使用焦山楂，一方面焦香醒脾，一方面温性更强，可以消食化积以止泻。

现代医学证实，山楂含有大量的有机酸、果酸、山楂酸、枸橼酸等，会使胃酸骤增，刺激胃黏膜，出现胀满、反酸的现象。所以，空腹、胃酸过多、消化性溃疡、龋齿、服用滋补药品时，不宜服用山楂。但也同时证明，使用山楂对胃酸不足，或油腻肉食摄入过多使胃酸相对不足的情况，有增加胃酸的分泌、促进消化吸收的作用，是消化不良和胃酸缺乏患者的理想食品。所以说，我们吃什么东西对身体不好，并不是那个东西的错，而是我们自己吃错了。

山楂不仅对胃中未消化的"肉积"有特效，对已经混入人体、进入血液循环的"肉积"，也同样有着强大的作用，那就是它降血脂的功能。现代研究显示，山楂可以降低胆固醇和三酰甘油，防止动脉粥样硬化的发生。所以，山楂擅长"消肉积"，与西医说的"降血脂"有着密切的关系。其实，"肉积"不就是脂肪的堆积，不就是血中胆固醇、三酰甘油等的淤积吗？现代医学研究告诉我们，"血中之瘀"有很重要的一个因素，那就是血脂、血液黏稠度增高造成的。

此外，山楂色红，故又名"赤枣子""山里红""红果""赤爪实"，《尔雅》说它"赤色似小柰"。中医讲"色红可入血分"，且山楂性微温，所以有活血散瘀的功效。因此，可以用于治疗产后瘀阻腹痛、疝气偏坠胀痛。

俗话说"鱼生火，肉生痰"，降脂散瘀也涵盖肉食导致的"血中的痰和瘀"。《本草纲目》中记载的功用，也包括"痰饮"一项。《随喜居饮食谱》中也指明山楂有"化痰"的作用。可见，山楂对于"肉生之痰"是有着特别的消化功能的。所以说，无论从消肉积的角度，还是从活血散瘀的角度，又或者是从化痰的角度，山楂对降低血脂、降低血液黏稠度，预防和治疗高血压病、心脑血管疾病，都有着非常积极的作用，以及明确的防治效果。

除此以外，山楂味酸，入肝经，也有利于肝胆的功能。现代医学认为，胆汁是消化脂肪的重要物质。所以，如果山楂有利于肝胆功能，就会有利于胆汁消化脂肪的功能。胆汁是一种消化液，有乳化脂肪的功效，对脂肪的消化和吸收具有重要作用。这给山楂"消肉积"，提供了一个新的、可能存在的作用机制。也就是说，通过促进肝胆的功能，间接促进脂肪的消化吸收。当然，这种机制是否真实存在，还有待时间的进一步印证，有待现代医学研究的逐步发现。下面介绍一些山楂主要的食疗方。

（1）山楂小米粥

原料：山楂30克，小米100克。

做法：煮粥每日食之。

适用：肉食摄入过多的消化不良症。

（2）山楂麦芽粥

原料：山楂、麦芽、谷芽各30克，小米100克。

做法：煮粥每日食之。

适用：主食与肉食摄入过多的消化不良症。

（3）山楂陈皮粥

原料：山楂30克，陈皮10克，粳米100克。

做法：煮粥每日食之。

适用：气滞食积导致的胃痛、胃胀。

（4）山楂扁豆粥

原料：焦山楂10克，白扁豆20克，小米100克。

做法：煮粥每日食之。

适用：伤食导致的腹痛、腹泻。

（5）山楂荷叶粥

原料：山楂30克，荷叶10克，粳米100克。

做法：煮粥每日食之。

适用：血脂过高的高血压病、心脑血管病患者的日常食疗。

2. 胃热炽盛，苦瓜野菜去胃火

　　胃热又称"胃火"，就是胃中火热炽盛的证候。导致胃热的原因中，比例最高的还是饮食不节，所以我们前面说"胃病都是吃出来的"一点儿也不假。平时就嗜好吃辛辣、油腻食物的朋友，最容易有胃火的情况出现。辛辣就不用说了，前面章节我已经讲过。你把一根辣椒举在手里，仔细看看它，那分明就是一个红彤彤、火辣辣的微型"小火把"。即使放进嘴里，也是灼痛难忍，更何况你非把一些这样的小火把扔进自己的胃里，结果不是可想而知吗？

　　辛辣之外，就是油腻。大家都清楚油是一种能源，是专门用于点火燃烧的。虽然表面看起来它不像辣椒那么炽热，但是它蕴藏的"热量"可不少。所以很多朋友一吃油炸食品，脸上就鼓出各种小包，"上火"没商量。中医管这种情况叫"化热生火"，就是说，虽然看着不是火，但它却是"柴"。量少还好，但累积多了，堆在一起，就会自我"酿热"。就像农村沤粪产热，或说"缓慢自燃"一样，所含的热量会释放出来，自己变成"火"。更何况，油炸食品还是"过火"的油，是经过高温、长时间加热过的油。中药炮制中常常通过蒸、煮、炒，甚至炒焦的方法来改变药性，减少寒性、增加热性。可见"过火"的油已不同于"没过火"的油，火热之性更盛，即所谓的"火上浇油"。

所以"辛辣油腻"这四个字一向都在中医养生的禁忌名单里，尤其是生病的朋友更要注意，不要给自己的脾胃"添麻烦"。除了吃能"上火"，还有气也能"上火"，也就是所谓的"着急上火"，有些朋友气性大，甚至气到流鼻血、吐血、晕倒，可见火气之大。

为什么生气会"产热上火"呢？这就要谈谈我们现代科学无法理解的"五行"了。在五行中，肝属木。"木"是什么？"木"就是树，就是柴火，所以中医讲"木生火"。人着急生气，肝气郁结了，"气得肝疼"之后就会"火大"，有肝火就看什么都不顺眼。这种负面情绪的蓄积，对身体的影响和伤害是非常厉害的，毕竟"负面能量"也是能量，其破坏力丝毫不亚于有形的东西。中医称之为"情志不遂，气郁化火"。所以，有的高血压、心脏病、脑血管病的朋友一生气上火，就会突然昏迷，甚至猝死。

除了"食火""肝火"以外，还有一种导致胃火的原因是"热邪内犯"。意思就是说，本来它是外邪，但是由于我们身体的防御能力不足，外邪步步深入，进入到了人体之内，而成了"内邪"。在这里，我为什么一直说"外邪"，而不说"外热"呢？一般人听到的"热邪内犯"，肯定会直观地认为是"热邪"进入人体。但是，事实上，除了热邪以外，还有可能是"寒邪"。为什么？简单地说，我们

"着凉"了之后，是不是紧接着就会"发热"？这就是中医讲的"正邪交争"与"入里化热"。

总之，能导致胃热的几大原因，包括饮食因素、心理因素、环境因素等。清楚了这些病因，我们才好有针对性地加以预防。中医讲究"防病胜于治病"，能不受"病苦"，当然是最好不过的了。

或许有的朋友脾气急、肝火大，会问："那如果我已经病了，胃火已经烧起来了，我们该怎么办呢？"别急，古人说"知己知彼，百战不殆"，我们要打赢对方，就要先了解对方，先来看看到底什么是"胃火"，它都有哪些表现。

我们要清楚"胃火"两个字意味着"胃病"与"热证"共存，这看似理所当然，却并不是废话。不信？下面我们逐条来分析一下。

第一，胃病最常见的症状是胃疼，胃火的胃疼，最突出的特点就是它是"热性"的，因此会出现"灼热疼痛"。

第二，胃火烧灼，耗伤津液，身体就会"引水自救"，因此就出现口渴、很想喝水的情况。那么，既然是"热证"，喝水的时候也会表现出来，那就是想喝"凉水"。不少有胃火的朋友都有这样的经验：冲到冰箱前，拿出一瓶冰水，一饮而尽，然后说一句："啊——好爽！"

第三，就是"火化食"的情况，也就是现代医学说的"功能亢进"。有胃火的朋友食欲往往会特别好，爱饿、爱吃。但是并不意味这是一件好事，也不意味着身体会受益、强壮，而只是能量的无效消耗，"化火伤身"，中医称之为"消谷善饥"。

第四，是入口的反应，最明显的是口臭。大家都有常识，冬天剩饭剩菜不爱坏，不放冰箱也没问题；夏天剩饭剩菜太爱坏，放了冰箱也不保证没问题。为什么？就是温度的影响。胃火也是一样，一热，这肚子里的饭菜就超级爱坏，坏了就会馊臭，在入口都能体现出来。不仅如此，脾胃开窍于口，胃经又循行于齿，所以胃火自然会循经上传，"烧"到牙龈，造成牙龈肿痛，甚至化脓、溃烂。牙龈组织中的血络受伤，血热妄行，还会造成牙龈出血，中医称之为"齿衄"。这是胃在说："我出问题了，爱饿、爱吃，也不能再吃了。"

第五，再说下口，也就是消化道的出口。胃有火，就会快速消耗阴液，这跟火太大了容易烧干壶里的水是一个道理。阴液不足，就会大便干燥、秘结，甚至小便的量也会变少，颜色加深，类似浓茶色，中医称之为"小便短赤"。

第六，舌苔、脉象作为全身健康的晴雨表，也会随之变化。舌色会"烧"得通红，舌苔被"烤"得由白转黄，脉象也会"热"得快速有力。如果是情绪原因，肝气郁结化火，"木克土"的胃病，还会出现肝胃气火上逆的症状，比如吞酸嘈杂、食入即吐等。

这么一分析，我们不但知道了有胃火会怎么样，也顺便知道了为什么会这样。知其然，又知其所以然，是不是就不用死记硬背、一头雾水了？其实，中医深奥而不艰涩，浅显而不简单，真的是一门深入浅出的了不起的学问！

既然有胃火，我们当然就需要吃清胃火的药。无论是苦寒清胃的汤药处方，或黄连清胃这类的中成药，都有清胃火的功效。而在食疗这方面，我们也可以有针对性地去吃。吃什么呢？那就是苦寒性质的食物。一般人都不喜欢吃苦味的食物，这是正常的。因为苦味不但不好吃，而且常常有泻火的作用，并不适合身体健康的人。中医讲"辛开苦降""酸苦涌泄为阴"，也就是说，苦味的东西会向下走，会泻火。如果再加上寒性，就更加清火、伤阳气了。但是对于有胃火的朋友，却是针尖对麦芒，以偏纠偏，正合适。所以，胃热炽盛的人可以吃一些苦味的食物。最典型、最常见的就是苦瓜。除此以外，一些苦味的、可食用的野菜，也有类似的功效。

苦瓜的长相实在是不敢恭维，所以又称"癞瓜""癞葡萄""锦荔枝"，说起来还真的挺像癞蛤蟆和荔枝的皮。苦瓜味苦、性寒，所以也称"凉瓜"。《滇南本草》称其"入心、脾、胃经""泻六经实火"，是典型的苦寒性质的蔬菜。苦瓜可以除热、解烦、清暑，对于热病烦渴引饮，非常适合。这里的"引饮"，也就是我们上面说的"引水自救"。除此以外，苦瓜还有解毒和明目的功效。当然，这也是清热以解毒、清热以明目，都是针对热性病而言的。

野菜我就不单独介绍了，因为全国各地的野菜品种有所不同，需要根据当地的饮食习惯，选择味苦、性寒凉、可食用、无毒的野菜品种。最好是到正规、可靠的市场购买，而不要自己采摘不认识、不熟悉的野菜，以免出现安全隐患，甚至中毒。

关于苦瓜和野菜，我们也不再介绍相关的食疗方。为什么呢？首先是因为味苦不好吃，其次因为是蔬菜，所以不用做成特别的食疗粥，只要按照日常习惯的方式，凉拌或热炒即可。当然，以清火而言，苦味越重，作用越强，但也要结合个人的适应程度。

3.阴虚便秘，滋阴润肠是关键

便秘是一种让人"哑巴吃黄连，有苦说不出"的肠胃疾病。多数便秘的朋友都暗自着急、默默忍受。便秘虽然是个不起眼的疾病，但是给患者带来的痛苦和对生活质量的影响，却一点儿都不含糊，属于必须重视的"难言之隐"。

通俗地讲，便秘就是排便困难，分为几种情况：一是排便时间长，也就是大便滞留在肠道内，不能正常按时排出体外；二是质地干结，也就是排便周期正常，但因干燥而排出困难；三是排便不畅，也就是周期正常、质地不硬，但想排却排不出。当然，有些人兼而有之。

中医认为便秘的类型很多，但总体不外是虚、实两大类。实证是寒邪、热邪、气滞导致的便秘，而虚证则是气、血、阴、阳的不足导致的便秘。实证的便秘患者需要通泻，虚证的便秘患者则需要滋补。

治疗实证的便秘相对简单，需要有针对性地清热、散寒、行气，以使传导恢复通畅。虚证里气虚便秘与阳虚便秘属于肠蠕动的动力不足，需要温阳、益气，以加强肠蠕动，改善便秘的情况。

而临床上，阴虚型便秘是颇为常见的。这是因为阴虚内热的人本身喜欢贪凉或保养不当，从而损伤了原本正常的阳气，导致脾气功能减弱。另一方面，阴虚体质的人由于自身阴液亏虚，会本能地加强肠道对水的吸收。所以我们这一节，重点讲一下阴虚便秘，也涵盖血虚便秘的问题。

阴虚便秘的情况原因较多，也很容易被忽视或误判，出现吃泻药不管用，或清火太多伤阳气的问题，所以我们这里重点分析一下。而血是阴的一部分，血虚是阴虚的初级阶段，所以我们才说，也涵盖血虚便秘的类型。

既然是讲阴虚，那么我们要先知道什么是阴、什么是阴虚、什么情况会导致阴虚。简单地说，"阴"是与"阳"相对的概念。"阴"是水，是物质；而"阳"是火，是能量。当然，人体中的这个"水"不是自来水，而是我们前面讲过的"生命之水"。这个生命之水，中医称为"阴液"。从现代医学的角度看，它包括人体中的各种体液，比如血液、组织液、细胞液、淋巴液等；而在中医理论中，阴液则包括精、血、津、液等。

阴既然是生命之水，当然就会像水一样，有滋润、润滑的功能。所以，如果阴液不虚，我们的肠道就能够得到足够的滋润，帮助大便通畅、顺利地排出体外。但是，如果阴液不足，就会出现大便干结，给大肠传导造成困难，出现阴虚便秘的情况。

在治疗方法上，中医对于治疗阴液不足的便秘有一个很贴切、很有意思的比喻，叫作"增水行舟"。形象地来说，阴虚便秘就是阴液不足而"水浅""水干",导致"小舟搁浅"。这么说,是不是既形象生动,又很好理解呢?

阴虚常见的原因有阳邪伤阴、五志化火伤阴、久病消耗伤阴等,最伤阴的当然要数阳热邪气。你猜猜地球上最阴虚的地方是哪里?肯定是沙漠嘛。毒热的太阳蒸干了地面上的每一滴水,火热太盛,所以阴液难以存留。因此,在实证里,热证是最容易伤阴耗液,导致阴虚便秘的。这个热证,也包括心理原因,即肝火的"热"。

在虚证里,血虚与阴虚都会造成便秘,当然阴虚更重一些。除了阳邪伤阴,阴血虚还来自阴液的各种消耗,比如大汗淋漓、过度利小便、呕吐、泄泻,会伤津液;月经、产后、外伤、手术失血过多,会伤血液;年老、久病、体虚的慢性消耗,会伤阴液。

可见,阴虚便秘与常见的实火类便秘有着本质的区别。如果大家对这些类型和区别缺乏了解的话,就很容易出现误治的情况,也就是会"吃错药"。这种误治之后,可能会无效,也可能暂时有效,但却是饮鸩止渴、重创正气,因此必须注意。

《景岳全书·秘结》说:"秘结者,凡属老人、虚人、阴脏人及产后、病后、多汗后,或小水过多,或亡血失血、大吐大泻之后,多有病为燥结者,盖此非气血之亏,即津液之耗。凡此之类,皆须详察虚实,不可轻用芒硝、大黄、巴豆、牵牛、芫花、大戟等药,及承气、神芎等剂。虽今日暂得通快,而重虚其虚,以致根本日竭,则明日之结,必将更甚,愈无可用之药矣。"这段话讲得真是既清楚,又中肯。在最后,医家明确警告我们:如果误治,即使今天通便畅快了,但因为伤了正气、伤了人身的健康根本,所以明天的便秘必将更重，乃至有一天达到"无药可用"的地步。这无疑是为人们敲响警钟，提醒世人：便秘非小事，清火要当心！

下面我们来讲讲阴虚便秘到底有哪些表现，以及怎么来辨别自己是不是阴虚的便秘。

第一，阴虚则水少而干，所以阴虚便秘的人咽干口燥、大便干结，大便甚至会干成一粒粒的，像羊粪蛋一样。

第二，阴虚则血少，就会出现身体失养的症状，比如身体消瘦、头晕耳鸣、腰膝酸软等。

第三，阴虚生内热。阴阳是相互平衡、制约的关系，阴虚则阳亢，就会表现出一系列"虚热"的征象。比如五心烦热、两颧红赤、心烦失眠、潮热盗汗等。"五心"是指双手手心、双脚脚心和心口窝。

"潮热"是指潮水般的阵热。"盗汗"是指人睡着后偷偷出汗。

怎么样，阴虚型的便秘很有特点，很容易鉴别吧！了解了这种便秘和它的原理、特点，我们就可以避免上文中提到的著名医家张景岳警示的严重后果。尤其是久病、体虚、老年的朋友，就可以避免"病上添病"还不自知的风险。

至于治疗方面，专业的医师会采用滋阴养血、通便润肠的方法来改善阴血不足、津液亏虚，治疗肠道失濡的阴虚便秘，比如增液汤、益胃汤、润肠丸、六味地黄丸等。在食疗养生方面，我们可以用一些药食同源的"润下药"来润滑肠道以通便。常用的润下药是以植物的种子、果仁为主的，因为在植物的种子、果仁里富含油脂，不但有非常好的润滑作用，而且油也是阴液的组成部分，人体本身也会分泌各种油来滋养我们的身体。

医师在治疗阴虚便秘的处方中，常常用到火麻仁、郁李仁、柏子仁等药物。我们自己食疗养生的话，则可以选择可食用的、油性的干果类，比如白芝麻、黑芝麻、葵花子等。平时就可以多吃这类的油性干果来防止便秘。如果是发生临时的状况，急于改善便秘，还可以用上芝麻香油、花生油、葵花子油，乃至大豆色拉油、菜籽油等。临床常用的开塞露也是采用油脂润肠的原理，从肛门外用，以临时救急，解决便秘的问题。

芝麻又名"巨胜子"，味甘、性平，归肝经、脾、肾经。无论黑芝麻、白芝麻，都可以作为药膳食疗的选择。芝麻最善补益精血、润燥滑肠，对于阴血津液亏虚的肠燥便秘非常适合。芝麻、花生、葵花子等干果都可以作为美味零食，所以这里就不另列食疗方了。

4. 胃痛胃胀，白萝卜帮您通顺胃肠

很多人都听说过"神经性厌食症"这个病，但是了解神经性贪食症的人就相对较少了。多年前，我在初次接触到这个概念的时候，它还被称为"精神性嗜食症"，当时是新闻里报道戴安娜王妃因为婚姻不幸得了这种病，非常痛苦。

贪食症是一种现代病，以目前的科学研究，对其病因及发病机制尚不清楚。但无论是神经性厌食症，还是神经性贪食症，在中医看来，都是肝和脾胃之间的协调关系出现了问题，所以才导致精神因素影响了脾胃的消化功能。只是因为患者体质的不同，才走向了厌食或者贪食这两个极端。

在临床上，这两种病多见于青春期的女性，尤其多见于减肥的女孩子们。厌食症者多形体消瘦；贪食症者则多肥胖，或身材中等却自觉肥胖。暴食与厌食都非常伤身体，尤其是伤脾胃，这直接会影响我们一生的身心健康和身体素质，所以我真心奉劝那些爱美的女孩子们：珍惜健康，珍惜青春，千万别把吃饭当儿戏！

小黄姑娘就是这样一个贪食症患者。她告诉我，自己以前上学的时候，功课紧张、压力大，又正是长身体的年龄，食欲很旺盛，再加上比较大大咧咧的性格，贪吃贪睡都没有当回事儿，所以不知不觉就胖了起来。

可是毕业以后，在生活中，她发现肥胖的身体严重影响了她的生活习惯和心情，造成了很大的情绪波动，一方面想减肥，一方面又控制不住想要靠大吃一顿来缓解精神压力的冲动。

于是，她就在暴食、减肥、又暴食之间，一直挣扎于这种循环，难以自拔。最近她又因为感情问题和男朋友分手了，出现了自暴自弃的心理，情绪一上来，什么都想吃，在家就把餐桌上、冰箱里的食物一扫而空，在外面就狂买各种小吃、零食。

家人和朋友都很担心她的健康，她自己也很想从这个怪圈里摆脱出来，所以就由家人陪同，来到医院进行检查和治疗，并想通过中医调理的方式改善自己对食物的这种不正常的依赖。

她告诉我："我现在吧，经常觉得特别空虚、孤独，一看见有诱惑的食物就走不动道儿，不吃到恶心、胸闷、肚子胀、消化不良，就停不了嘴。吃撑了之后呢，又觉得特别有罪恶感和挫折感，觉得自己真是没救了。以前为了防止再长胖，我也试过节食和剧烈运动，但都坚持不了多久。"

她的情况是饮食积滞阻塞胃气的实证为害，所以，治疗上需要消食导滞、和胃健脾，同时也必须配合疏肝解郁，从上游解决致病的诱因。方子用保和丸合柴胡疏肝饮加减。药用神曲、山楂、莱菔子消食导滞，茯苓、半夏、陈皮和胃化湿，枳实、砂仁行气消滞，柴胡、郁金疏肝解郁，香附、青皮理气宽中。

两个疗程之后，她的情况明显好转，恶心、胃胀等消化系统症状都不明显了，情绪方面也稳定了很多。鉴于她有习惯性贪吃的毛病，我对她和她的家人建议，最好在平时的饮食中加入消食导滞的药膳食疗方，这样既可以减少气滞食积的发生率，又可以有效地减缓体重的增加。她听了之后很高兴，说："这个办法好，不用节食，一边吃一边减肥，这样我对贪吃的罪恶感就没有那么大了。"

在我给她介绍的食疗方里，其中有很重要的一味，就是白萝卜。你别看它既普通又便宜，其实很多人都不知道，它是一个了不起的药食同源的食疗典范。

萝卜，又名"莱菔"，古人形容它"熟食甘似芋，生吃脆如梨"。萝卜生用味辛性寒，功擅止渴宽中；熟用味甘性微凉，功擅化痰、消胃肠积滞。中医学用作下气、消积、化痰药，主治食积、腹胀、咳嗽痰喘等症。

萝卜虽不起眼儿，但全身都是宝，种子、茎叶、鲜根、枯根皆可入药。种子消食化痰，鲜根助消化，枯根利二便，茎叶治痢防痢，种子还可榨油食用。

萝卜的种子，古称"莱菔子"，是一味重要的中药材，著名的三子养亲汤里就有莱菔子，是温肺化痰、降气消食的古代名方。

萝卜的叶子，又称"萝卜缨"，既可以做凉拌菜，又有食疗的功效。《滇南本草》记载："白萝卜杆叶，治脾胃不和，宿食不消，胸膈膨胀，噎膈，打呃，呕吐酸水，赤白痢疾……"民间也有"萝卜缨子不要钱，止泻止痢赛黄连"的谚语。

萝卜的老根，也就是萝卜自然枯萎以后，名"地骷髅"，《博济方》又称其为"仙人骨"，也是一味药材，可消食化积、利二便。

现代研究表明，萝卜中的芥子油能促进脂肪的消耗与利用，促进胃肠蠕动，增加食欲，帮助消化；萝卜中的淀粉酶能分解食物中的淀粉、脂肪，使之得到充分的吸收。临床医学也有报道，萝卜汤能促进剖宫产手术后的产妇排气；能改善粘连、异物等各种原因引起的肠梗阻。在美国及欧洲，有用于预防癌症的莱菔素保健品；在英国，有用于改善肌肤敏感、护肤养颜的莱菔精油。

萝卜作为药用食材，古往今来，无论是传统名菜，还是各地小吃；无论是餐前开胃、餐后解腻，或是闲暇时的零食，都离不开它。比如，洛阳酒席中二十四道名菜的首席菜"牡丹燕菜"，就是用萝卜做的，这道菜还得到了周恩来总理的赞赏。还有，潮汕三宝的"菜脯"、闽南的"菜头酸"、苏州的"春不老"、广东的"腌咸酸"、宜昌的"萝卜饺子"、客家的"萝卜粄"、九江的"萝卜饼"、粤式的"萝卜酥"、湘菜的"剁椒萝卜"、鲁菜的"糖醋萝卜"、吉安的"酱萝卜"、萧山的"萝卜干"、韩国的"泡菜"等，都是把萝卜作为主要的食材。

千百年来，萝卜在我们的餐桌上，几乎是无处不在。萝卜的吃法很多，既可用于制作菜肴，炖炒、蒸煮、凉拌等；又可当作水果生吃；还可用作泡菜、酱菜的腌制。而凉菜、炖汤、煮粥，是萝卜食疗中最常见的用法。

（1）京糕萝卜条

原料：山楂、白萝卜各30克，调味料少许。

做法：凉拌食用。

适用：食欲差、饭后胃部胀满不适者。

（2）鲜菇海带萝卜汤

原料：白萝卜200克，鲜蘑菇100克，冬笋、海带各30克，调味料少许。

做法：炖汤食用。

适用：胃胀、口中黏腻、有痰、不思饮食者。

（3）萝卜陈皮粥

原料：白萝卜50克，陈皮、佛手各5克，粳米100克。

做法：煮粥食之。

适用：胃部胀痛、拒按、胸闷、大便不畅者。

5. 三分治七分养，受伤的胃还能好

一年三百六十五天，一日三餐，一直要吃上七八十年，甚至一百年，直到有一天卧床不起，眼睛彻底睁不开了，才算吃完。

俗话说："人吃五谷杂粮，哪有不生病的。"因为要天天吃、顿顿吃，每个人的"吃龄"这么长，所以几乎人人都有一些脾胃病，只是或轻或重而已。但是我们的身体是个"百年老店"，没有五年、十年的"以旧换新"服务。任何一个机器，这么频繁地使用，还要正常运转几十年，谈何容易？那么，既然没有"换新"服务，我们就要学会自己保养、自己维修。

每个人都听说过疾病要"三分治七分养"，为什么这么说呢？因为如果只靠医生，再好的医生倾听您的问题、诊疗您的疾病，每次也不过几十分钟，几个疗程加起来的时间也是不多的。他开的药再好，您也每天吃两三次而已。您不可能把医生娶回家去，像幼儿园阿姨一样天天守着您，盯着您吃喝。

所谓的"三分治"，只是就一个好医生、好药方的专业价值而言。要以时间而论，其实连"一分"都不到，而您人生的大部分时间都是"我的地盘我做主"。每天如何使用脾胃这个机器，到底是"七分养"，还是"七分伤"，就全看您自己怎么做了。

很多年前，我曾接诊过一位导游，准确地说，是一位黑导游。他对我说："自从干上导游这一行，山珍海味、大鱼大肉我都吃腻了，我们带游客去的饭馆都是我们的关系户，好吃、好喝随便点，账都记在游客身上。您想，白吃白喝这便宜谁不占啊？"

他继续说："所以，这两年我是噌噌地胖！别人还羡慕我发福了呢，哪知道我是黑心饭馆的'地沟油'吃多了，高血压、糖尿病、胃病这些富贵病都找上门来了。尤其是胃，一吃东西就难受，好多时候只能看着别人吃，自己不敢动筷子。"

他皱眉想了想，说："我这胃也说不上来是怎么个难受法，说疼也不只是疼，又闷又空得慌，好像有点辣辣的，恶心，泛酸水儿，痰特别多，嗓子眼堵得慌，经常心烦、口渴。就因为这胃病，我都好些日子没出活儿了，家里人也好吃好喝伺候我，可是没用，我根本吃不了东西，一吃就犯病。"

我说："你讲的这种胃难受，中医有一个专属名词，叫'嘈杂'，就是一种似饥非饥、似辣非辣、似痛非痛，难以形容的感觉。中医讲，'鱼生火肉生痰，青菜豆腐保平安'，你这就是顿顿大鱼大肉，油腻的东西吃多了，所以损伤脾胃、生痰生火导致的。"

根据他的症状，胃痛嘈杂、恶心泛酸、脘闷痰多、食后加重、心烦口渴，属于胃热痰阻、中焦失和的证型，所以我给他用了清热化痰、降逆和中的温胆汤加减。方中以半夏、陈皮降逆和胃，竹茹、黄连清热化痰，枳实、青皮行气导滞。

我还告诉他："你说的那些山珍海味、大鱼大肉，只养馋虫不养胃。辛辣、油腻、高脂肪、高热量、高蛋白，这样不但会增加患上心脑血管疾病的风险，而且对脾胃伤害很大。所以，除了我给你开的方子，我再告诉你一个方法，你呢，养你的胃就像坐月子一样，好好地养一段时间。你去买一些当年的新小米，熬的时间长一点，让它烂烂的，最好上面能出点儿粥油。稍微晾一晾，趁着温乎的时候喝下去，就一点儿不辣的小咸菜。反正你现在吃东西也不行，胃太难受这段时间，暂时先别吃油炒的菜。你照这个方法吃一段时间，看看怎么样。"

第二次来复诊，他很高兴地对我说："李老，您这个法儿还真好使。您不知道，我的胃好久都没有这么舒服过了，连精神状态都不一样了，没以前那么乏了。这些天在家休息养病，我也想通了，这两年虽然挣了不少钱，可是还没捂热呢，转手又都送给医院了，自己根本没落下多少，就落了一身病。所以，我打算找家正规公司，虽然挣得少点儿，但是也能离地沟油、富贵病远一点儿。少跑两趟医院，医药费少扔点儿，也不见得比现在差多少。以后我再去饭馆吃饭，也照着您嘱咐的，只点清淡的。三餐规律，好好养身体，尤其养好我这胃，健健康康的，多活两年比什么都强。"

也许有些人会说："我比较注意保养脾胃的啊，吃好的、喝好的，还要怎样？可我的脾胃为什么还是一天到晚都不舒服呢？"那我就要问问您："您这个吃好的、喝好的，到底是舌头想吃的，还是脾胃想吃的？"舌头想吃辛辣刺激的，脾胃想吃清淡平和的；舌头想吃大鱼大肉，脾胃想吃不油腻、好消化的。您最终是听了谁的话？在我们的生活中，到底有多少人是'把舌头当情人养，把脾胃当仇人伤'呢？"

其实道理很简单。如果我们养脾胃，但凡有一点儿养宠物的那份心，多数人就不会得胃病。比如定时吃饭，如果狗狗饿得冲您"汪汪"直叫，您是不是会给它爱吃的东西，不会不理不睬，由着它饿着去。可是我们的胃饿了，冲您"咕噜咕噜"直叫的时候，您是不是常常说"我正忙着呢""我现在开会""我最近要减肥"，直接无视它的求助？

再比如定量。当您的狗狗狼吞虎咽，吃得太撑，消化不良爬不起来、走不动路的时候，您是不是会赶忙跑过去，帮助它揉揉肚子，带它出去遛一遛，把大便排出来，或者干脆看它自己吐出来，难受缓解了才放心？那么，当我们的胃因为贪吃、暴饮暴食而胀痛难受的时候，您有没有揉揉它，出去遛遛它？有没有饭后百步走，散散步，消消食，帮助胃肠蠕动，让它尽快缓解？还是说，只是应付着吃片止疼药，靠药物的作用麻痹神经，让自己感受不到它的疼。它想吐，您吃止吐药；它想泻，您吃止泻药。自己不难受了，就放任脾胃独自承受着，使造成难受的东西根本没有机会排出体外。

您养的宠物猫、宠物狗，即使再长寿，也顶多陪您十七八年，可是您的胃却要一直陪您七八十年。那么在您的一生中，到底有多少时间，曾经像对待宠物一样倾听它、呵护它？还是说，经常放纵舌头的欲望，任由不良的饮食习惯肆意伤害它、虐待它，把养胃、护胃的简

单原则都当做耳边风了呢？所以说："七分养"会给您百年的健康，
"七分伤"会带来半生的病痛，就看您怎么选择了。

第六章

经络畅通，脾胃和谐，手到病除

1. 要想胃不寒，记得找中脘

我从医了半辈子，发现很多人对中医存在偏见，我也很心痛，之所以退休这么久还是坚持出诊，为的不仅仅是多为患者解除病痛，还有一个原因是想多带出一些好的学生，把中医发扬光大，把老祖宗给我们的财富传承下去。

我也一直希望并且鼓励好的中医大夫多讲讲养生的经验、多教教治病救人的方法，帮助我们的老百姓解决病患，减少国家的负担，也利于中医学的传承和发扬光大，这是我写这本书的初衷。到了我这个岁数，不求名，不为利，为的就是多做点有意义的事，多为患者、为中医学、为国家发挥点余热。

可是现在信息传播特别快，大众可能并不喜欢看我们大多数中医从业者写的东西，觉得太深奥或者太枯燥；而有些人讲得很有趣，大家喜欢听，也愿意照着做，可是由于自身能力有限，讲的并不一定全对，甚至有些东西是错误的，或者不严谨的，这就要求我们老百姓提高鉴别真伪的能力，不被虚假不实的消息所迷惑。

采用哪种养生保健的方法，一定要具体问题具体分析。自己先试试是可以的，如果出现不适的情况，就不要强迫自己去适应。最懂自己的永远只有自己，如果一个方法别人说得再好，但对自己没有效，甚至用了不舒服，就不要去用。不要迷信专家学者。对我提供的方法也是如此，对自己有利的、好用的就用，自己不喜欢、身体不接受的就不要用。

有一个患者是个家庭主妇，家庭条件比较好，需要操心的事不多，非常注重保养。几年前疯传绿豆治百病，她对这个养生方法深信不疑，就天天煮绿豆汤喝，喝到最后因为胃寒出现了胃痛，后来在别人的介绍下，找我来看病。

当时绿豆汤非常火，有人咨询我，绿豆是不是有这么神奇的功效。我就告诉他们，喝绿豆汤虽然好处颇多，但是此汤性寒，而现在大多数人是寒性体质，除了炎夏，不建议长期饮用，否则会加重身体虚寒的症状，最先表现出来的就是胃寒。后来还真被我说中了，喝绿豆汤而胃寒的人特别多。即使不喝绿豆汤，现在胃寒的人也很多。我先给大家说说胃寒。

现在的人寒性体质居多，一个是要风度不要温度，穿衣少就很容易寒气入体，造成体寒。一个是冰箱的出现，使大家不仅是夏天，恨不得一年四季都吃凉的。还总说在西方，人家饮料都是直接从冰箱里拿出来就喝，饭店提供的饮料也都是凉的。我只能说这样的人，好的不学学坏的，我也去西方国家进行过学术讨论和会诊，他们虽然吃热性的食物（肉、油炸食物）比较多，但是胃寒的人也非常多，大部分人胃疼了就吃止疼药。不过，那是人家自己不知道，没有人告诉他们要少吃凉的。对于生活在中国的我们，我们的老祖宗早就知道什么该做、什么不该做，身体不舒服了该怎么调理，为什么这些人还是把目光放在西方，放在根本不知道的人身上呢？有时候我真的想不通。

胃寒最常见的表现是胃部疼痛，喜欢喝热水和热敷胃部。这样的人舌头颜色淡，舌苔发白，脉象沉迟。西医说的胃溃疡、慢性胃炎、胃下垂等病，多多少少都是由胃寒引起的。

治疗胃寒的方法很多，其中一个简单的方法就是艾灸中脘。中脘在上腹部，前正中线上，脐中上4寸。是任脉、手太阳小肠经、手少阳三焦经和足阳明胃经之会，也是胃的募穴（募穴就是精气汇聚和开口的地方），有很多功能，最主要的功能是治疗胃病，对胃痛、呕吐、呃逆、反胃、腹痛、腹胀、泄泻都有很好的防治作用。特别是艾灸中脘，对胃寒的治疗效果非常好。

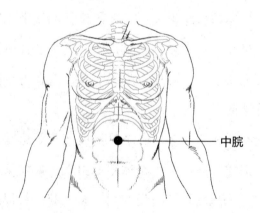

中脘

很多时候胃部的痛是因为有寒，这个时候给身体提供热是最对症的。而"灸"者，"久火"也，对人体最好了。胃痛的时候，灸中脘穴有立竿见影的功效。那位喝绿豆汤而导致胃寒的女士，就是灸中脘一个月把胃寒治好的。胃寒的人，尤其是在秋冬交替的时候，往往是最难受的。大家不要到了那个时候再去治疗胃寒，一年四季都可以艾灸。当然，治疗胃寒最好的时间是夏天，夏天是一年中阳气最盛的时候，这个时候治胃寒效果最好不过了。

　　要想改善长期的胃寒，就要长期艾灸胃部。现在卖的艾灸罐就很好，二三十块钱就可以了，用的时候把艾灸罐点上，放在中脘的位置上，如果觉得热得实在受不了了，可以挪挪位置，每天艾灸30分钟。天天坚持，长期坚持下去，脾胃功能得到增强，而脾胃是气血生化之源，也就是我们进行生命活动的动力源泉，就相当于一直在给身体充电，这样下去何愁身体不健康呢？

2. 胃不舒服，按按公孙穴

　　一次去国外进行学术交流，其间一位长居国外的老友宴请我。因为这位老友在当地很有名望，所以来了不少人。宴会期间气氛还是比较和谐的，大家觥筹交错，谈得不亦乐乎。不过，偶尔也有一些不是很友好的人，其中一位白人女士，四五十岁的样子，长得高高大大，脸色黯黄，还有些发红，酒糟鼻也比较明显。出于中医的直觉，我判断她的脾胃和脾气可能会不好。果不其然，她非常傲慢地说："中国那么贫穷落后，李大夫要是真的医术高的话，不妨就来这里开诊所吧。不过，这里的医疗水平是世界上最高的，中医在这里可能没什么生意。"

　　上了岁数后，我就不太和人争论是非了，即使一些批判中医的人，我也本着怜悯与理解的心态，一是可怜他们不相信实用而伟大的中医学，在保健身体的方法上可能走了很多弯路；二是希望他们保持身体健康，一辈子不要用得着中医。不在自己的主场，我就本着退一步海阔天空的态度，一笑了之。

宴席结束快要散场的时候，那位女士突然开始冒汗，并捂着肚子，痛苦得说不出话。医者父母心，出于本能，我快步走上前询问。经初步询问，她是老毛病又犯了，不仅胃疼，心口也不舒服，胸也闷得很。我听了大概，就连忙打开随身携带的针灸包，给她在两手两脚公孙和内关各下了一针。10分钟不到，她慢慢就好了。

如果是动过大手术或者是往身体注射过一些治疗关节炎之类药物的人，经络的敏感性降低，针灸的效果也就大打折扣了。

后来据她讲，她这也是老毛病了，犯病的时候胃部和胸部发紧、发疼。在医院检查，报告说有慢性胃炎、动脉血管堵塞，虽然总是吃药维持着，但是效果一直不好，严重的时候甚至疼到昏倒。没想到这次这么快、这么好就帮她止疼了。

像这样胃部疼痛并伴有胸部发紧的人，用公孙穴最为对症。公孙穴在足太阴脾经上，位于足内侧缘，第1跖骨基底的前下方，赤白肉际处。这个穴位能够帮助人体打通其腹部的经络气血。这个穴位之所以叫"公孙"，名字里就包含了它的重要性。《史记·五帝本纪》中说："黄帝者，少典之子，姓公孙，名曰轩辕。"公孙就是黄帝，黄帝居中央而统治四方，而人体中公孙穴也是统领全身的。它的功能非常强大，既可以调动脾脏、脾经的运血能力，把血液输送到全身，是一个输送点、一个枢纽，又可以帮助调节身体上由于气滞血瘀造成的各种症状，综合起来就是行气、活血、化瘀。

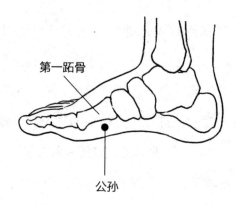

第一跖骨

公孙

针灸里有这样的话："公孙冲脉胃心胸，内关阴维下总同。"说的是公孙穴和内关穴连用包治一切胃部、心部和胸部的问题。比如胃痛、腹胀、腹痛、心痛、心悸、胸痛，都可以通过公孙穴来治疗或缓解。

在临床上我的经验是，对于胃部的不适，针灸公孙穴可以起到立竿见影的功效；但有的时候胃的病，比如说胃部出血、吐血，在足三里施针或者艾灸却对病人并无帮助，甚至还会加重病人的病情，而刺激公孙穴可以止吐血；很多女士怀孕会孕吐，按揉公孙穴可以起到止吐的作用；公孙穴治疗气喘的效果也非常好，气喘厉害的时候，按揉公孙穴可以起到止气喘的功效。公孙穴是脾经的络穴，也主管冲脉，总之，是一个身兼多职的穴位，自然也有很多的功效了。

大家日常保健中可以用牙签的圆头刺激公孙穴，每侧5分钟，每日1次就可以。一般单刺激公孙穴就可以解决问题，不过，当病情比较重的时候，最好再加上内关穴，这两个穴位加起来有事半功倍的效果。如果自己不方便，可以让家人帮着按。

　　按摩公孙穴的时候，在脚内侧沿着这个骨头按压，压到最酸胀或酸痛感最强的那一点就是公孙穴了。按揉公孙穴可以促进小肠蠕动，增强消化能力，如果吃完东西感觉不消化，按揉此处，胃肠蠕动速度就加快了。另外，公孙穴可以抑制胃酸分泌过多，如果出现吐酸水的情况，揉揉公孙穴很快就会好转。

　　给那位女士施完针，围观的人频频惊叹。后来那位女士感觉不好意思，给我道歉，并邀请我开诊所，说她可以提供一切资金支持。我谢绝了她的好意，并告诉她，以前学医的时候我就立志为国人解决病痛，现在这个目标还没有实现，等我们国人的健康不需要我操心的时候，可能我会在国外开诊所。

3. 便秘克星，非支沟穴莫属

说了那么多脾胃方面的病，再给大家说说便秘。据我观察，便秘在人群中的发病率是非常高的。对我来说，治疗便秘是轻而易举的事情。虽然便秘的发病原因各有不同，但是万变不离其宗，都逃不过中医的"表里""阴阳""寒热""虚实"八个字。只要知道了，我们会根据不同的原因，采取相应的办法，把它们各个击破，所以，当中医大夫也是一件特别有成就感的事情。

正常人的大便应该是香蕉状的，颜色发黄，成形，每天7点多就去厕所，去了厕所很快就能解决问题。除了进食量特别少的人，常人大便的量都不应该特别少。如果大家每日大便是这样的话，那么就不用担心，你是正常的。

提起便秘，估计很多人都有这样的误区，就是觉得只要每天上一次厕所，就说明自己没有便秘的问题。其实不然。便秘固然包括常常不去排大便，甚至每周就排1～2次大便，这样的人很明显，同时这样的人就诊率也非常高，知道自己有便秘就赶紧找医生调理。还有一种人，自己有便秘却并不自知，他们的特点是每天基本都去厕所，不过要么在厕所的时间特别长，慢慢培养便意，要么是去厕所时间不长，但是每次都拉很少的量，并不能把肠道的废物都排出来。这样的人往往上完厕所有里急后重的感觉，就是觉得拉不干净。

基本上长痘痘的年轻人、面色不佳的成人和总是下腹部不舒服的老人都有这个问题，有这样问题的人一定要提高警惕，早点发现问题，早点就诊。

如果有便秘，应该及时调理。常便秘的人不仅表现为皮肤暗沉、长痘、出油多，而肠道毒素堆积对体内的影响更大，小的问题如口臭、腹胀、腹痛，大的疾病如中风、肠癌和精神疾患，都和便秘有关。便秘时间久了，还会引发精神疾病。我听到很多人抱怨自己的父母老糊涂了，或者是爱骂人。其实精神疾病患者大多便秘，肠道的浊气上升，上升到头部，人的意识就不会再那么清醒。尤其是家中有患病的人，在抱怨老人越来越难伺候的同时，要关心一下老人的便秘问题。如果对症解决了便秘的问题，这些不良的后果也就迎刃而解了。

改善便秘要多吃些润肠通便的食物，比如香蕉、酸奶、红薯，还可以根据自己的情况，选择一些中成药。如果大便干，而且一小团一小团的，就用五仁润肠丸；如果便秘伴有严重口臭，可选麻仁润肠丸；如果便秘伴随腹胀、肠鸣、爱打嗝、放屁，用木香槟榔丸比较对症；而老年便秘和产后便秘用苁蓉通便口服液比较对症。

用穴位按摩治疗便秘，我推荐支沟穴。支沟穴在腕背横纹上3寸，

尺骨与桡骨之间的中线上。刺激支沟穴可以疏理少阳之气，宣通三焦
气机，使大肠传导功能恢复正常，便秘自然也就缓解了。

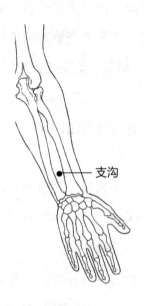

支沟

4.用好足三里，补益脾胃胜吃老母鸡

现在生活条件好了，大家又追求起原生态的食物了。我的一个老友，他们一家人非常注重养生，每年冬天进补的时候，他们信不过超市里卖的土鸡，都会专门派人去农村买散养的老母鸡来炖汤喝。还跟我说以前经常联系的一个养殖户说以后不养土鸡了，他就发愁不知道去哪儿买老母鸡。看着他的确很苦恼的样子，我拍拍他的肩膀说："何必呢？用好了足三里，比吃老母鸡的效果还要好。"

说起足三里，相信很多人都知道"艾灸足三里，胜吃老母鸡"这句话。但是，我发现一个令人不解的现象，就是很多穴位有很大的养生保健功效，也一再被我们专业人士强调，可惜的是，这些话进了老百姓的耳朵里，却并没有几个人落实到行动上。人人都知道足三里是个宝，但是坚持用足三里保健养生的人却寥寥无几。每年那么多人来医院找大夫开调理脾胃的药，却把自己随身携带的良药弃之不用，让人深感痛心。希望读者看到我的文章，不要只是又加深了对足三里的印象，却不把这个养生大穴用起来。

懂点穴位的人肯定都听过"肚腹三里留，腰背委中求"，说的是腹部的一切问题都可以在足三里治疗，腰部和背部的疾病可以通过委中穴（腘窝处）来治疗。

任何脾胃方面的疾病都可以用足三里防治。足三里，是足阳明胃经的合穴，人体重要的几大穴位之一，位于膝盖边际下3寸，在胫骨和腓骨之间。足三里的"里"通"理"，三理即理上、理中、理下。在具体的应用上，按摩的位置会有些细微的差别。理上，就是上腹部，我们的胃就在上腹，因胃炎、胃溃疡导致的胃反酸、胃胀、胃脘疼痛，按摩或者针灸足三里靠上点儿的位置；理中，腹部正中的位置有不舒服，那么揉足三里的位置就可以了；理下，如果下腹部有不适，比如说一些原因造成下腹冷痛，就要在足三里稍靠下的位置寻找治疗点。

举个简单的例子，之前一个患者有胃炎，我让他经常按揉足三里。他倒是很听话，每天都按揉15分钟。但是一周过去了，他告诉我效果并不大。我觉得不太可能，就让他把平时按摩的位置示范给我看。我一看，好嘛，本来应该按揉足三里靠上点儿的位置，按揉这个穴位正中也可以起作用，而他按揉的却是足三里靠下的位置，难怪效果不大。我用拇指按了下他足三里靠上一点的区域，他把腿一缩，"哎呀"地叫起来，连说我手劲太大。其实并不是我的手劲太大，而是他按的位置出现了偏差。

这也是我一直强调却往往被大家忽视的。有时候一个穴位的确可以有很神奇的功效，能够治疗一些疾病，但是施术治疗的位置并不恰好在固定的穴位上，可能在穴位的靠上方、下方、左方、右方。所以说，大家用穴位方法治疗疾病的时候，不用非得找准穴位描述的位置，只要知道大概的位置，然后在这个附近寻找酸麻胀痛的点，这个位置就是治疗疾病的点，就是自己的疾病特效穴。不仅是足三里，其他的穴位也是一样的道理。

用足三里进行保健，每天按揉15分钟，或者用艾条艾灸20分钟都可以。这个穴位的好处，可以说是谁用谁知道。用好了这个穴，老母鸡之类的滋补品就可以不用了。

最后给大家说说艾灸足三里防中风的问题。一些人中风之前，在胃经腿部足三里上下会麻起来，如果不加处理，可能 1 个月内就会中风。这样的人也别怕，出现腿麻就艾灸足三里，每天至少 1 个小时，艾灸到这些地方都不麻了，那么也就不会中风了。

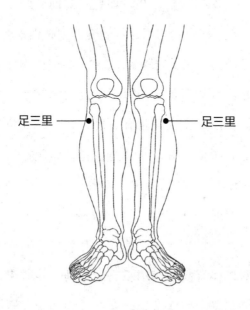

足三里 —————●　　　　　●————— 足三里

5. 按摩三阴交，健脾养血身体棒

爱美是女人的天性。随着生活水平的提高，现在的女性去做美容甚至整容的越来越多，而且大把大把的钱花在保养品上，眼睛眨都不眨，效果如何呢？据我观察，并不理想。前面介绍了"用好足三里，胜吃老母鸡"，这里来介绍"用好三阴交，健脾人不老"。

三阴交在脾经上，在足内踝尖上3寸，胫骨内侧缘后方。之所以叫"三阴交"，是因为这是足少阴肾经、足太阴脾经、足厥阴肝经三条阴经交会的地方。三阴交穴位是脾、肝、肾三条经络相交的穴位。其中，脾化生气血，统摄血液，肝藏血，肾精生气血，所以按揉三阴交养血的效果特别好。经常按揉此穴，对肝、脾、肾都有保健作用。

三阴交是三条阴经的交点，女性属阴，所以三阴交又名"女三里"，对于一般的妇科病，刺激此穴皆有效。三阴交能够根据个人体质不同，产生对机体有利的作用。它能通利又能收摄，能活血又能止血，能滋阴又能利湿。比如常见的女性月经痛，在三阴交下针，可以起到针下痛除的作用。而更年期的女性，常灸三阴交可以改善更年期的症状。总之，此穴对于女性而言，是一个在哪儿都好使的万金油。

我有一个患者家里突然失火了，造成了很大损失，她很长时间忙上忙下导致了脾气虚，不能统血，那段时间一个月来两次月经。血排太多，人就血虚了，容易头晕眼花、心悸多梦、手足发麻。两个月后，她整个人血虚到平伸着手，手都会抖的程度。我让她一边喝八珍汤，一边艾灸三阴交，当月月经就规律了。再继续调养一个月，脸色白里透红，精神好多了，连连说我是她的福星，没想到只花了一百多块钱，效果却比她那些好几千的化妆品还要好。

脾功能低下的人都应该重视三阴交。一般来说，如果脾功能低下，那么体内就可能有积块或者瘀血。检查的时候，摸摸自己的腹部，如果有瘀血的话，在关元穴（肚脐下3寸）左侧外开三四寸的地方，会有压痛点。如果不能确认的话，可以直接按压三阴交，体内血液运行不畅时，三阴交会有压痛点。三阴交有压痛点，就是告诉我们，自己的脾有问题，需要经常按摩三阴交。

一般来说，三阴交最佳的保健方式就是艾灸。体内血瘀和体寒脱不了关系，艾灸三阴交可给身体增添热量，促进气血运行通畅，将瘀血排出去。艾灸三阴交治痛经，就是用的这个原理。脾主少腹，三阴交除了对女性有用，在三阴交按摩或者艾灸也可以解决男性的一些问题。男性遗精、梦遗、下腹疼痛，也可以在此处治疗。

三阴交是脾经的大补穴。脾最大的功能是能够把人体的水湿浊毒运化出去。每天上午11点，脾经当令之时，按揉左右腿的三阴交穴位各20分钟，能把身体里面的湿气、浊气、毒素都给排出去。皮肤过敏、湿疹、荨麻疹、皮炎等毛病，都是体内的湿气、浊气、毒素在捣乱。只要坚持按揉三阴交穴位，就可以起到排毒美肤的作用。

　　三阴交是我们取之不尽、用之不竭的宝藏。可以肯定地说，三阴交这个人体的"大药"，比那些昂贵的保健品、化妆品功效好多了。我们需要做的不过是每天花点儿工夫按揉或者艾灸，一个月下来最多花十几或二十块钱。想要得到健康，光靠外物是不行的，激发自己的潜能才行，你会发现造物主是如此的明智，保健养生并不用花太多的钱。如果放着身上的宝藏不用，苦苦寻找外面的宝藏，其实是一件很傻的事。

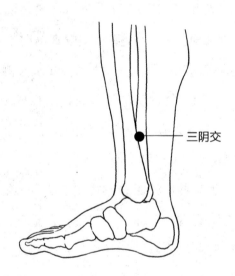

三阴交

6.脾胃保健的足底按摩法

提起足底按摩，可能不少人认为这个是治病的野路子。其实，这是一种偏见。用足底按摩的方法来保健脾胃、治疗慢性脾胃疾病，是一种廉价而有效的方法。我把这种方法介绍给不少患者和朋友，时间长了，很多人都上瘾了，哪天不按摩脚，反而会觉得不舒服。

我定期要去一位退休的老部长家里给他检查身体，全权负责他的身体健康。这位老部长现在已经九十多岁了，身体还是很硬朗，胃口也很好，还喜欢给别的人"推销"我。说现在身体这么好，都是因为我，要不然二十多年前他得胃癌的时候就死掉了，看不到现在国家繁荣昌盛的样子了。现在就想活得久一点，以后到了地下好给过世的老哥们儿讲讲中华民族崛起的样子。

这位老部长二十多年前检查出胃癌，医院确诊后，经他的一个部下（也是我的一个患者）的介绍下，在我处诊治调养了大概六个月，就把病控制住了。一年后复查，除了有时候会反酸以外，基本上没有任何问题。后来，我也就变成了这位老部长的特殊保健医生，定期去看望他，他和家人身体不舒服，一般也会首先想到我。

其实我认为他现在身体这么好，与其说得益于我定期给他保健，不如说得益于他坚持做足底按摩。治好了这位老部长的病以后，剩下的就是日常的保健了。除了给他搭配一些调理的药物外，我根据他的实际情况，让他用足底按摩的方法来保健肠胃。

介绍足底按摩的方法也纯属巧合，有一次，我看病回来晚了，想起来该给老部长定期检查，就匆匆赶去他们家。进门的时候，老部长的女儿正在给他洗脚，这已经不是我第一次看到这种情景了。他的女儿是一所大学的教授，和他住得很近，非常孝顺。只要一有空就来父亲这里，很多事情亲力亲为，天天帮父亲洗脚。

当天给老部长诊治完，我告诉他们老部长的身体已经没有什么问题了。现在胃口不好，是因为脾胃还比较虚弱。想要早点让脾胃强壮起来，可以试试足底按摩法。告诉了按摩的方法和注意事项后，这位孝顺的女儿就一直坚持了下来。苦心人，天不负，而同时有苦心和孝心的人，老天爷更不会辜负他。老爷子的身体越来越好，他说自己现在的胃口像个小伙子，也越活越年轻。

如果大家想要保养脾胃、强壮脾胃，足底按摩法是非常好的选择。脚被称为人的"第二心脏"，这可不是白叫的。千百年前，这种按摩方法就已经出现在我们中华大地上了。人身上每一个部分都是全息反射的，比如之前介绍的耳穴治胃痛，用的就是耳朵上胃的反射区，而在耳朵上有全身各个器官的反射区，也就是治疗点。脚同样如此。

从生物全息论的角度来看，脚是单独的一个反映全身信息的全息胚。从经络学上看，足三阴经、足三阳经在脚部相互贯通，通过经络系统与全身连通，脚部是人体信息相对集中的地方。西方的解剖学也表明，由于人体特殊构造，所有器官都有神经延接至足部，其末梢神经区块就是所谓的反射区。人的双脚并拢，正是人体器官组织立体分布的缩影。各种生理病理的信息都可以在足部显现出来，同时也可以用按摩脚部来解决。

脚底之所以能表现出人体不同脏腑的病症，主要是因为当体内器官或腺体出现异常时，足部反射区就会形成一个异常区域，要么是有结晶沉积而成为痛点，要么是条索，要么是颜色异常。而刺激脚底反射区，就等于直接作用于相应的脏腑，当这些反射区异常消失的时候，相应脏腑的病症也就随之而消失了。

脾胃保健需要按摩的地方包括反射区的脾脏、胰脏、胃和十二指肠。常按摩这些区域可以解决胃痛、胃酸增多、胃溃疡、消化不良、急慢性胃炎、胃下垂、腹部饱胀、消化不良、十二指肠根球部溃疡等病症。具体部位如图所示。

（1）脾脏反射区

脾脏反射区位于左脚脚掌第四、五跖骨之间，心脏反射区下方一横指处。

疾病自我判断：

①按压脾脏区，如果有颗粒感，一般提示脾弱、消化功能紊乱，并有贫血的可能。如果按此处有像按石头那样硬的感觉说明脾的病症很严重，需要多加注意了。

②反射区凹陷、颜色非常浅，或者相较其他地方特别红，说明消

化功能和免疫功能需要提高，并要警惕妇科疾病的可能。

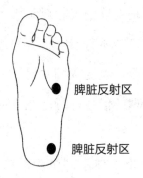

（2）胃、胰腺、十二指肠反射区

胃的反射区位于双脚脚掌第一跖趾关节后方，向脚跟方向约一横指宽的区域。胰腺的反射区位于双脚掌内侧胃反射区与十二指肠反射区之间。十二指肠的反射区位于双脚脚掌第一跖骨与楔骨关节前方，及胰腺反射区后方。

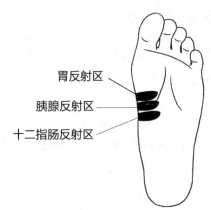

疾病自我判断：

①胃区有压痛，提示胃病；有条索竖形，则表示胃有静脉曲张；像水袋样感觉，则表示胃胀、打嗝、恶心；皮肤粗糙或颜色异常，提示有胃炎的可能；有空洞感，一般有胃下垂；反射区如果特别青，说

明胃寒严重；如果胃区有多个十字纹交叉，皮纹变粗、杂乱、色泽发暗紫，就要警惕胃癌的可能了。

②胰腺反射区有隆起或软包，说明消化功能已经减弱；如果发硬，要警惕糖尿病和胰腺炎的可能；软包周围隆起则表示消化功能减弱、食欲不振，老年人会出现厌食、无饥饿感。

③十二指肠反射区的皮肤粗糙、压痛明显，说明十二指肠有器质性病变，一般溃疡的可能性大。

再给大家介绍操作手法，我比较推荐的方法是先用热水泡脚15～20分钟，然后用手按摩、揉搓整个脚1～2分钟；将脾区和胃、胰、十二指肠区看作两个区域，先按摩胃、胰、十二指肠区5分钟，按摩脾区5分钟；最后将整个脚拍打2分钟。全套下来也就28～34分钟的时间，只要长期坚持，脾胃会越来越好。

力道上，一般在自己能够接受的范围内，稍稍重一点，这样的效果往往更好。不过也不要太用力，我的一个患者由她爱人给她按摩，男性的力气比较大，每次按摩她都疼得龇牙咧嘴，一直用意念坚持。这样其实把保健变成了一种负担，效果反而不好，白白受累。按摩结束后，30分钟内喝上一杯温开水，这样有利于气血的运行和排毒。

感觉上是这样的：如果觉得痛，那说明脏腑已经不通了，但是气血运行还是比较通畅的，这样的人按摩足底，保健效果是最好的；脚麻的人，说明病情较重，而且气血不足，按揉的时候要轻一些，最好同时服用一些补气血的药。

如果按揉脚底，用的力气已经比较大了，可是自己还是没有什么感觉，那么这种情况有两种可能：一个是身体状况很好，气血又通畅，这个是我们希望的；一种是脏腑有病，经络不通了，这样的情况说明身体状况较差，一定要坚持按摩。最好的办法是将脚从没感觉按到有感觉（酸、麻、胀、痛），再按到没感觉，那个时候就说明身体好多了。

7. 脾虚就练"呼"字功

行医五十余年，我发现来找我看病的患者十有八九有脾虚的症状，开药之余也会告诉他们健脾的方法。其实不光是患者，走在马路上，通过面诊也能看出来来往往的行人中脾虚的非常多，有心提醒他们注意养脾，但又不能一个个抓着跟人说。今天在这里给大家介绍一个补脾的小方法。

说起这个小方法，我虽然几十年前就知道，但是也没有太重视。

偶然间教给了一个晨练的老哥，他在小区的花园里打了几下拳，就气喘吁吁地蹲下来。我以为出了什么事，连忙走过去问他需不需要帮助。他告诉我，两个月前他因为意外导致脾脏破裂，脾脏被摘除了。估计还没有恢复好，现在身体消瘦得厉害，力气大不如前，打拳还没几分钟就累得坚持不下去了。

我看他脸色苍白，微微有些水肿，说话有气无力，一看就知道脾虚很严重。我稍微问了一些他平时的症状，把养生六字诀教给他，告诉他先把打拳放一放，练练这个不费力又养脏腑的方法，最重要的是练"呼"字诀。

我知道自己提供的方法对症也有效，却没想到效果那么好。再见他的时候，已经是几个月以后了。他胖了两圈，六十多岁的人小跑到我跟前，当时我因为会诊回家晚了，他突然出现吓了我一跳。他热情地拉着我的手，直说感谢我。他按我的方法做了以后，身体越来越好，觉得有了第二次的生命，现在身体特别有劲，还义务去指挥交通。平时常在我回家的路上堵我，要好好谢谢我，但是一直遇不上，这次遇上了，非要拉我去他家里吃饭。我被他的热情感染，但是一会儿还要外出义诊，就谢绝了他的邀请，并答应他有空一定去他家里坐坐。

讲这个方法前，我们先来看看脾虚的症状。脾在五行中属土，主运化、统血、升清，输布水谷精微，为"气血生化之源"。各脏腑、组织、器官皆依赖脾化生的水谷精微以濡养，故称脾为"后天之本"。因此，几乎所有的胃肠道疾病都可出现或伴有脾虚。脾虚主要有这么几种情况：

①脾气虚：多因为饮食不节，或劳累过度，或忧思太过损伤了脾。常表现为腹胀、四肢无力、懒言少语、形体消瘦或肥胖水肿。

②脾阳虚：多因脾气虚衰进一步发展而成，也可因饮食失调、过食生冷，或因寒凉药物太过损伤脾阳。常表现为大便溏稀、腹痛喜按、四肢不温、面目无华或水肿，小便短少。

③中气下陷：中气亦指脾气。脾气上升，就能使水谷精华荣养其他脏腑，若脾虚中气下陷，其他脏腑得不到滋养就会表现出久泻、脱

肛、子宫脱垂等症。

④脾不统血：脾气虚弱，不能摄血，则血不循经。常表现为慢性出血的病症，如月经过多、崩漏、便血、皮下出血等。

出现上述四种情况都说明脾虚，可以练"一呼强脾法"。

这个方法来源于六字诀。六字诀也叫"六字气诀"，是一种吐纳法，已经流传了一千多年。它的最大特点是通过呼吸导引，充分诱发和调动脏腑的潜力来改善各个脏腑的虚症。

六字诀的发音是六个不同的声音，它们是嘘（Xu）、呵（He）、呼（Hu）、呬（Si）、吹（Chui）、嘻（Xi）。依据中医理论的五行学说，这六个发音分别对应于人体的脏腑，其中"嘘"对应于肝，"呵"对应于心，"呼"对应于脾，"呬"对应于肺，"吹"对应于肾，"嘻"对应于三焦。

健脾养脾对应的是六字诀的"呼字功"，不过练习的时候，只发"呼"的声音是没有用的，还得配合一定的动作。

具体动作为：找一个环境好、空气清新的地方，两脚平行与肩同宽，全身放松，小腹部自然隆起，空气自然吸入。手按在脾脏（左肋）的地方，然后呼气的时候，把嘴唇做"呼"的口形，然后吐气并发出"呼"声。呼到没有气的时候缩肛，用尽身体的内劲，发出最后一个"呼"声，为一个呼吸。呼完以后，再把气吸回来，如此往复，一天练习5~6个呼吸就可以。

练习的时候，尽量做到全身放松、精神内守，不要急于求成。等到口形正确、腹式呼吸练熟了，自然呼吸深长，由胸腔深入小腹丹田之内。

　　刚开始的时候，头会有瞑眩感，甚至还会流泪，这都是正常的，是脾在排毒的原因。一般说来，练到一个月的时候，会感觉到有一股气流通行上下。脾强健了，身体也就越来越轻松了。

李乾构临床经验精选

调肝十法

肝为将军之官，其性刚强，肝藏血，体阴而用阳，性喜条达而恶抑郁，肝气太过与不及均可致病，临床调肝之法有十：

1. 疏肝解郁法

适用于肝郁气滞证。临床表现为胸胁满闷或疼痛，善太息，嗳气频作，饮食呆滞，胃脘痛，腹痛，咽中如物梗阻吞吐不利，月经不调，或有乳房及少腹胀痛，情志抑郁，苔薄，脉弦。本证多因情志不遂，肝失疏泄，气机郁滞所致。治宜疏肝解郁，常用方如柴胡疏肝散加减、逍遥散加减。常用药如柴胡、白芍、香附、郁金、合欢花、玫瑰花等。

2. 泻肝清热法

适用于肝火上炎证。临床表现为胁痛，烦躁易怒，头痛昏胀，耳鸣耳聋，面红目赤，口苦咽干，失眠多梦，便秘尿赤，舌边红，苔黄，脉弦。本证多因恼怒伤肝，肝气郁结，日久化火，火气上逆所致。治宜泻肝清热，常用方如龙胆泻肝汤、当归芦荟丸。常用药如龙胆草、芦荟、黄芩、虎杖、大黄、栀子等。

3. 补血养肝法

适用于肝血不足证。临床表现为胁痛隐隐，头晕耳鸣，体乏无力，失眠多梦，舌质淡红，苔薄白，脉沉细。本证多因手术或失血过多或月经过多所致。治宜补血养肝，常用方如四物汤、当归补血汤。常用药如当归、白芍、柴胡、熟地、鸡血藤、阿胶等。

4. 柔肝滋肾法

适用于肝阴不足证。临床表现为胁痛隐隐，眩晕头痛，耳鸣耳聋，四肢麻木，口干不饮，舌质红干少津，苔少，脉细弦。本证多因久病伤阴或肝气郁结日久化火伤阴，水不涵木，虚火上炎所致。治宜柔肝滋肾，常用方如杞菊地黄丸、一贯煎。常用药如熟地、黄精、女贞子、旱莲草、枸杞子、当归、白芍等。

5. 平肝潜阳法

适用于肝阳上亢证。临床表现为急躁易怒，头晕、头胀、头痛，目眩畏光或视物不清，面红目赤，失眠多梦，口舌干燥，舌红，苔黄，脉弦。本证多因抑郁焦虑，气郁化火，耗血伤阴，阴不制阳，以致肝阳妄动所致。治宜平肝潜阳，常用方如珍珠散、三甲复脉汤。常用药如龟板、鳖甲、珍珠母、代赭石等。

6. 镇肝息风法

适用于肝风内动证。临床表现为眩晕耳鸣，头胀头痛，甚则昏仆失语，不知人事，肢体震颤，手足蠕动，甚则热抽搐，角弓反张，舌质红或绛，苔黄，脉弦细数。本证多因年老肾亏，房室劳倦，七情所伤，或温邪直入，耗伤阴血，导致阴血亏虚，肝脉失养，化燥生风所致。治宜镇肝息风，常用方如镇肝熄风汤、天麻钩藤饮。常用药如生赭石、生龙骨、生龟板、天麻、钩藤等。

7. 清肝利湿法

适用于肝经湿热证。临床表现为胁肋胀痛，口苦口黏，恶闻荤腥，耳聋耳肿，小便短黄，巩膜黄染，阴肿阴痒，带下色黄，苔白黄腻，弦滑数。本证多因嗜食辛辣肥甘，或过量饮酒损伤肝脾；或久居潮湿之地，复感湿热之邪，或外邪入里化热，气机郁滞所致。治宜清肝利湿，常用方如龙胆泻肝汤加减、茵陈蒿汤加减。常用药如龙胆草、茵陈蒿、栀子、车前子、黄芩、土茯苓、虎杖等。

8. 化瘀软肝法

适用于肝血瘀滞证。临床表现为胁下痞块，呈刺痛状，痛处固定不移，入夜痛甚，面色青黑不华，腹部胀满，舌质紫暗，苔白，脉弦涩。本证多因肝气郁结日久，血流不畅，致瘀血停滞肝区所致。治宜化瘀软肝，常用方如血府逐瘀汤加减、桃红四物汤加减。常用药如当归、川芎、赤芍、桃仁、红花、丹参、柴胡、穿山甲、鳖甲等。

9. 暖肝温经法

适用于寒滞肝脉证。临床表现为少腹胀痛，睾丸重坠或阴囊紧缩，得热则减，遇寒加重，女子痛经闭经，带下清冷，畏寒肢冷，苔白，脉沉迟。治宜暖肝温经，常用方如暖肝煎加减、温经汤加减。常用药如肉桂、桂枝、小茴香、干姜、吴茱萸、当归、川芎、乌药等。

10. 温补肝阳法

适用于肝阳亏虚证。临床表现为畏寒肢冷，面色㿠白，口唇发青，男子阳痿，女子少腹冷痛，月经不调，懈怠疲劳，忧郁胆怯，舌质淡苔白，脉沉细无力。本证多由寒邪直中脏腑，损伤阳气，肝阳虚损，无以升发，阴寒之气充斥脏腑而发病。治宜温补肝阳，常用方如温阳补肝汤加减、金匮肾气丸加减。常用药如肉桂、桂枝、附子、干姜、高良姜、当归、白芍、党参、黄芪等。

以上介绍了调肝十法，临床上往往二证三证同见，宜用二法三法联合应用，要灵活应用调肝十法，方能获得满意疗效。

治胆（病）七法

临床上常见的胆病有急性胆囊炎、慢性胆囊炎、胆结石、肝内外胆管结石、胆道蛔虫症等病，多因饮食不节、情志失调、外邪侵袭、劳累创伤导致肝胆疏泄失调、胆腑通降不利而病。我对胆病的治疗常用以下七法：

1. 利胆疏肝法

适用：肝胆气滞证。

主症：胁胀痛窜。

次症：胸闷不舒，脘腹痞满，不思饮食，嗳气欲呕，口苦咽干、目眩头晕，舌苔薄白，脉象多弦。

诊断：凡具备主症和任意二项次症即可诊断为胆病肝胆气滞证。

治法：疏肝利胆，理气止痛。

方药：利胆疏肝汤（柴胡疏肝散合金铃子散加减）。

醋柴胡10克、赤白芍各10克、江枳实10克、生甘草6克、制香附10克、延胡索10克、川楝子10克、虎杖片10克。

加减：胁痛甚加郁金、娑罗子以理气止痛，呕恶者加橘皮、姜半夏以和胃止呕，痞满者加白术、厚朴，纳差加炒三仙、砂仁，气郁化热症见口苦、烦躁或潮热者加栀子、龙胆草。

2. 降胆清化法

适用：胆胃温热证。

主症：右胁灼痛。

次症：胸腹痞闷，呕吐苦水，口渴不饮，口苦口黏，大便溏滞，小便黄赤，苔黄厚腻，脉象弦滑。

诊断：凡具备主症和任意二项次症即可诊断为胆病胆胃湿热证。

治法：清化降胆，和胃止痛。

方药：降胆清化汤（茵陈蒿汤合龙胆泻肝汤加减）。

绵茵陈15克、山栀子10克、生大黄10克、龙胆草10克、六一散20克、车前子10克、清半夏10克、广陈皮10克。

加减：热甚者加黄连、黄芩，湿盛者加藿香、佩兰，有黄瘟者加虎杖、垂盆草，兼有结石加金钱草、芒硝。

3. 泻胆解毒法

适用：胆热火毒证。

主症：右胁热痛。

次症：痛剧拒按，喜右蜷卧，高热便秘，烦躁不安，神昏谵语，呕血黑便，舌苔黄燥，脉弦滑数。

诊断：凡具备主症和任意二项次症者即可诊断为胆病胆热火毒证。

治法：泻胆解毒，凉血开窍。

方药：泻胆解毒汤（五味消毒饮合犀角地黄汤加减）。

金银花15克、蒲公英20克、野菊花10克、山栀子10克、水牛角10克、生地黄30克、赤白芍各15克、三宝[1]。（偏于高热神昏选用安宫牛黄，偏于高热、瘟厥选用紫雪丹，偏于高热痰鸣选用至宝丹）

加减：兼用清开灵注射液40～60毫升加入5%葡萄糖盐水500毫升中静点，每日1～2次。本病为危重症，应密切观察病情，宜采取中西医结合抢救治疗，必要时要转外科进行手术治疗。

4. 疏胆化痰法

适用：胆郁痰扰证。

主症：胁痛吐涎。

次症：胸胁堵闷，呕吐痰涎，眩晕烦躁，口苦咽干，眠睡不实，体胖身沉，舌苔黄腻，脉象弦滑。

诊断：凡具备主症和任意二项次症者即可诊断为胆病胆郁痰扰证。

治法：疏泄胆腑，清化痰湿。

方药：疏胆化痰汤（温胆汤加减）。

---

[1] 三宝：安宫牛黄丸、紫雪丹、至宝丹合称"温病三宝"，是凉开方剂中的常用代表方剂，均用于热闭证。

青陈皮各10克、法半夏10克、云茯苓15克、生甘草6克、北柴胡20克、江枳实10克、姜竹茹10克、莱菔子30克。

加减：痰浊引动肝阳而眩晕甚者加天麻、钩藤、生石决明以平肝潜阳，痰热内扰心神而善惊易恐者加莲心、远志、天竺黄以清心化痰，痰郁化火而口苦便秘者加黄连、黄芩、大黄以清泄热痰。

5. 清胆养阴法

适用：阴虚胆热证。

主症：胁灼隐痛。

次症：遇劳痛重，手足心热，口干咽燥，低热心烦，胸腹痞闷，大便不爽，苔黄厚腻，脉细滑数。

诊断：凡具备主症和任意二项次症者即可诊断为胆病阴虚胆热证。

治法：养阴清胆，调理气机。

方药：清胆养阴汤（一贯煎加减）。

北沙参20克、麦门冬15克、生地黄20克、全当归15克、延胡索10克、绵茵陈15克、六一散20克、川楝子6克。

加减：低热者加知柏、地骨皮，胸腹痞闷加苍白术、厚朴，大便不爽加焦四仙、大黄炭。

6. 通胆排石法

适用：胆石湿热证。

主症：胁肋绞痛。

次症：剧痛阵作，右胁压痛，叩击痛重，恶心呕吐，脘腹胀满，大便失调，苔黄厚腻，脉弦滑数。

诊断：凡具备主症和任意二项次症者即可诊断为胆病胆石湿热证。

治法：通胆排石，清化湿热。

方药：通胆排石汤（大承气汤加减）。

金钱草30克、生大黄10克、芒硝10克、江枳实10克、延胡索10克、川楝子6克、鸡内金10克、六一散20克。

加减：合并胆囊炎且白细胞增高时加蒲公英、连翘、栀子以消炎利胆，剧痛不缓解时加制乳没、赤白芍以止痛。

7. 和胆安蛔法

适用：胆道蛔虫证。

主症：胁痛吐蛔。

次症：有便蛔史，钻顶样痛，时作时止，四肢厥冷，呕吐苦水，心烦不安，舌质暗红，脉象沉伏。

诊断：凡具备主症和任意二项次症者，即可诊断为胆病胆道蛔虫证。

治法：和胆安蛔，理中止痛。

方药：和胆安蛔汤（乌梅丸合理中汤加减）。

醋乌梅30克、川黄连10克、北细辛6克、炮干姜10克、潞党参10克、炒白术10克、炙甘草10克、延胡索15克。

加减：绞痛者加川楝子、娑罗子，并配合针灸治疗；四肢厥冷加炮附子、嫩桂枝；寒热往来者加北柴胡、枯黄芩、制半夏；呕吐甚者加橘皮丝、姜半夏。

　　临床上对治胆八法的运用要灵活变通，遇到二症或三症并见时，要二法或三法同用，并随症加减，才符合中医辨证论治的精神。

治脾十五法

　　根据脾的病理证候表现，我归纳了治脾病的十五法：补气健脾法；健脾化湿法；健脾清化法；温补脾阳法；补脾升陷法；补脾摄血法；补脾生血法；健脾滋阴法；补益心脾法；健脾补肺法；健脾和胃法；调和肝脾法；温补脾肾法；健脾养肝法；健脾息风法。现分述于下：

1. 补气健脾法

　　适用：脾气亏虚证或脾气不足证或中气不足证或脾不健运证。

　　主症：腹胀便溏。

　　次症：食欲不振，脘腹痞满，神疲乏力，少气懒言，舌淡苔白，脉象细弱。

　　诊断：凡具备主症和任意二项次症即可诊断为脾气亏虚证。

　　辨证：脾气虚弱，运化失司。

治法：补气和中，健脾助运。

方药：自拟补气健脾汤为主方。

党参10克，炒白术10克，茯苓15克，炙甘草5克，陈皮10克，砂仁5克，黄芪15克，焦三仙30克。

中成药可选用香砂六君子丸或香砂养胃丸，每次服用6克，每日服2～3次，温开水送服。

2. 健脾化湿法

适用：脾虚湿困证或湿困脾阳证或湿阻中焦证。

主症：胃脘痞闷。

次症：口黏纳呆，脘腹隐痛，肢体沉重，水肿便溏，舌苔白腻，脉细濡缓。

诊断：凡具备主症和任意二项次症即可诊断为脾虚湿困证。

辨证：湿困脾土，运化失职。

治法：健脾助运，芳香化湿。

方药：自拟健脾化湿汤为主方。

党参15克，焦白术10克，茯苓15克，六一散10克，炒薏米15克，藿香10克，茵陈15克，白豆蔻6克。

中成药可选用茵陈五苓丸，每次1丸，温开水送服，每日2～3次。

3. 健脾清化法

适用：脾虚湿热证或脾胃湿热证或湿热中阻证。

主症：脘痞灼热。

次症：口苦口黏，便溏溺赤，肢体困重，黄疸身热，舌苔黄腻，脉细濡数。

诊断：凡具备主症和任意二项即可诊断为脾虚湿热证。

辨证：湿热中阻，脾失健运。

治法：健脾助运，清化湿热。

方药：自拟健脾清化汤为主方。

太子参10克，白术10克，茯苓15克，六一散10克，茵陈10克，栀子10克，大黄5克，鸡内金6克。

中成药可选用香薷丸，用茵陈煎水送服，每次2丸，每日3次。

4. 温补脾阳法

适用：脾胃阳虚证或脾阳不足证或中阳不振证或脾胃虚寒证。

主症：脘腹凉痛。

次症：纳少吐涎，下利清谷，畏寒肢冷，倦怠喜暖，舌淡体胖，脉沉细迟。

诊断：凡具备主症和任意二项次症即可诊断为脾胃阳虚证。

辨证：脾胃阳虚，水谷不化。

治法：温补中阳，健脾助运。

方药：自拟温补脾阳汤为主方。

党参10克，炒白术10克，干姜8克，炙甘草8克，炮附子10克，肉桂3克，黄芪15克，焦三仙45克。

中成药可选用附桂理中丸，每次用开水送服1丸，每日3次。

5. 补脾升陷法

适用：中气下陷证或脾气下陷证或气虚下陷证。

主症：内脏下垂。

次症：面黄消瘦，腹部重坠，气短声低，倦怠乏力，舌淡齿痕，脉细无力。

诊断：凡具备主症和任意二项次症即可诊断脾虚气陷证。

辨证：脾虚气陷，健运失职。

治法：补益脾气，升提举陷。

方药：自拟补脾升陷汤为主方。

党参15克，黄芪30克，白术10克，炙甘草5克，陈皮10克，升麻5克，柴胡5克，当归10克。

中成药可选用补中益气丸，每次用温开水送服10克，每日3次。

6. 补脾摄血法

适用：脾不统血证。

主症：吐血便血。

次症：食少腹胀，便溏倦怠，气短水肿，面白消瘦，舌淡齿痕，脉沉细弱。

诊断：凡具备主症和任意二项次症即可诊断为脾不统血证。

辨证：中气不足，脾不统血。

治法：补益脾气，摄血止血。

方药：自拟补脾摄血汤为主方。

党参30克，白术10克，茯苓15克，炙甘草5克，灶心土30克，乌贼骨15克，阿胶10克烊化，三七粉3克。

中成药可选用云南白药，每次2克，用灶心土煎水送服。每日3～4次。

7. 补脾生血法

适用：出血后的气血两虚证。

主症：失血眩晕。

次症：心悸气短，纳少化迟，神疲肢乏，面色不华，唇舌淡白，脉沉细弱。

诊断：凡具备主症和任意二项次症即可诊断为气血两虚证。

辨证：失血过多，生化不足。

治法：补气健脾，生化气血。

方药：自拟补脾生血汤为主方。

党参30克，炒白术10克，茯苓10克，炙甘草5克，当归15克，杭白芍15克，熟地15克，炒三仙各15克。

中成药可选用八珍丸，每次1丸，温开水送服，每日3次。

8. 健脾滋阴法

适用：脾阴虚证或脾阴不足证。

主症：纳呆烦热。

次症：口咽干燥，手足心热，干呕呃逆，大便干结，舌红无苔，脉象细数。

诊断：凡具备主症和任意二项次症者即可诊断为脾阴不足证。

辨证：脾虚不运，脾阴不足。

治法：健脾助运，滋生脾阴。

方药：自拟健脾滋阴汤为主方。

北沙参30克，生白术10克，茯苓15克，生山药15克，麦冬15克，玉竹20克，生三仙各10克，细生地15克。

中成药可选用知柏地黄丸，每次用山药煎汤送服1丸，每日3次。

9. 补益心脾法

适用：心脾两虚证。

主症：心悸失眠。

次症：眠则多梦，健忘胆怯，纳少腹胀，气短倦怠，舌淡苔白，脉象细弱。

诊断：凡具备主症和任意二项次症即可诊断为心脾两虚证。

辨证：脾气虚弱，心神失养。

治法：健脾益气，补心宁神。

方药：自拟补益心脾汤为主方。

党参10克，白术10克，茯神10克，炙甘草5克，酸枣仁15克，远志10克，当归10克，炒三仙各15克。

中成药可选用人参归脾丸，每次温开水送服1丸，每日3次。

10. 健脾补肺法

适用：脾肺气虚证。

主症：腹胀咳喘。

次症：纳少便溏，咳痰水肿，胸闷气短，神疲自汗，舌淡苔白，脉象细弱。

诊断：凡具备主症和任意二项次症即可诊断为肺脾气虚证。

辨证：脾失健运，肺失宣降。

治法：健脾益气，补肺祛痰。

方药：自拟健脾补肺汤为主方。

党参15克，白术10克，茯苓15克，黄芪15克，陈皮15克，法半夏10克，枳实10克，炒三仙各15克。

中成药可选用参芪定喘丸，每次温开水送服1丸，每日3次。

11. 健脾和胃法

适用：脾胃不和证。

主症：纳少腹胀。

次症：胃脘疼痛，恶心呕吐，嗳气反酸，便溏倦怠，舌边齿痕，脉象细弦。

诊断：凡具备主症和任意二项次症即可诊断为脾胃不和证。

辨证：脾虚不运，胃失和降。

治法：健脾助运，和胃止痛。

方药：自拟健脾和胃汤为主方。

党参10克，白术10克，茯苓15克，炒莱菔子15克，陈皮10克，姜半夏10克，元胡10克，乌贼骨15克。

中成药可选用胃苏冲剂，每次1包（15克）温开水送服，每日3次。

12. 调和肝脾法

适用：肝脾不和证或肝脾不调证。

主症：胁痛腹胀。

次症：心烦易怒，胸腹痞满，纳少便溏，喜叹息，舌苔白腻，脉象细弦。

诊断：凡具备主症和任意二项次症即可诊断为肝脾不调证。

辨证：肝郁乘脾，脾失健运。

治法：调和肝脾，疏通中焦。

方药：自拟调和肝脾汤为主方。

醋柴胡10克，白芍15克，赤芍15克，白术10克，当归10克，茯苓15克，炒栀子10克，郁金10克。

中成药可选用健脾舒肝丸，每次温开水送服1丸，每日3次。

13. 温补脾肾法

适用：脾肾阳虚证或脾肾两虚证。

主症：五更泄泻。

次症：脘腹冷痛，完谷不化，腰痛肢冷，阳痿水肿，舌淡齿痕，脉沉虚弱。

诊断：凡具备主症和任意二项次症即可诊断为脾肾阳虚证。

辨证：脾肾两虚，清浊混下。

治法：温补肾阳，健脾止泻。

方药：自拟温补脾肾汤为主方。

炮附子10克，肉桂5克，党参15克，炒白术10克，干姜10克，五味子10克，肉豆蔻10克，炙甘草6克。

中成药可选用附桂理中丸或附桂八味丸或四神丸，每次温开水送服1丸，每日3次。

14. 健脾养肝法

适用：肝脾两虚证。

主症：腹胀眩晕。

次症：便溏倦怠，肢体麻木，面色萎黄，视弱消瘦，舌淡苔白，脉象沉细。

诊断：凡具备主症和任意二项次症即可诊断为肝脾两虚证。

辨证：脾虚不运，肝血不足。

治法：健脾助运，补血养肝。

方药：自拟健脾养肝汤为主方。

党参15克，白术10克，茯苓15克，当归15克，白芍15克，鸡血藤30克，鸡内金15克，炒三仙各10克。

中成药选用八珍丸，每次用温开水送服1丸，每日3次。

15. 健脾息风法

适用：小儿脾虚生风证。

主症：腹泻抽搐。

次症：纳呆呕吐，昏睡露睛，消瘦肢凉，面色萎黄，舌淡弄舌，脉象细弦。

诊断：凡具备主症和任意二项次症即可诊断为脾虚生风证。

辨证：脾气不升，虚风内动。

治法：健脾补气，平息内风。

方药：自拟健脾息风汤为主方。

太子参10克，炒白术10克，茯苓15克，天麻5克，蝉衣5克，钩藤10克，当归10克，水牛角10克（先煎）。

根据脾病在临床所见，可辨证地选用以上十五法，若临床见到二证或三证同时出现，则可二法或三法同时并用。脾病除用中药辨证论治外，还应注意饮食与生活调摄，对治疗脾病和促进身体康复具有积极作用。重视体育健身运动，增强体质，亦有利于脾病治疗。

治胃十四法

根据胃的病理生理特点，自拟治胃十四法（其中清、行、消、运、和、涩、润、燥、降、止、驱、化、补十三法）治疗胃病，随症加减多获良效。现按主症、次症、诊断、辨证、治法、方药介绍如下。

1. 疏肝和胃法

适用：胃痛肝胃不和证。

主症：胃脘胀痛。

次症：痛窜胁背，气怒痛重，胸脘堵闷，嗳气频作，喜叹息，排便不爽，舌苔薄白，脉象多弦。

诊断：凡具备主症和任意二项次症即可诊断为胃痛肝胃不和证。

辨证：肝气犯胃，胃失和降。

治法：疏肝和胃，理气止痛。

方药：自拟疏肝和胃汤。

　　醋柴胡10克，醋白芍15克，枳壳10克，元胡12克，川楝子5克，陈皮10克，青陈皮10克，甘草5克。

　　按语：本证系肝胃不和胃痛，自拟疏肝和胃汤系柴胡疏肝散合金铃子散加减化裁而成，方中柴胡、元胡疏肝理气活血止痛；醋炒白芍入肝经柔肝止痛；枳壳、川楝子、青陈皮行气疏肝，加强柴胡、元胡理气止痛和胃降气之功；甘草调和诸药，诸药合用共奏疏肝和胃、理气止痛之功，可使肝逆之气疏散，气滞胃痛得以缓解，另可加生姜、大枣调养胃气，药证相符，每获良好效果。

　　元胡、川楝子配伍名金铃子散，出自《活法机要》一书。元胡辛散温通，理气止痛，又入血分，活血化瘀；川楝子苦寒降泻，清泻肝火，又能胜湿解郁止痛。二药配伍相得益彰，理气活血，清化止痛。

2. 散寒温胃法

　　适用：胃痛寒凝证。

　　主症：胃部凉痛。

　　次症：遇冷痛甚，口淡流涎，喜热喜按，或有寒热，大便溏薄，小便清长，舌淡苔白，脉象弦紧。

　　诊断：凡具备主症和任意二项次症即可诊断为胃痛寒凝证。

　　辨证：寒邪客胃，胃气阻滞。

　　治法：散寒温胃，调理气机。

　　方药：自拟散寒温胃汤。

　　制香附10克，高良姜10克，荜茇10克，甘草5克，苏叶6克，土炒白芍10克，陈皮6克，生姜5克。

按语：本证系寒邪侵犯胃腑而致胃痛寒凝证，自拟散寒温胃汤系用良附丸加味而成，方中香附、高良姜、生姜行气温中，散寒定痛；荜茇、苏叶暖胃祛寒，行气发表；土炒白芍合甘草缓中止痛；陈皮健脾和胃。诸药合用共奏温中行气、散寒止痛之功。

香附、高良姜配伍名良附丸，出自《良方集腋》。香附辛散苦降，药性和缓，为理气良药；高良姜辛辣芳香，温胃散寒，为温中上品。二药配伍，温中散寒，理气止痛，为治寒凝胃中、气机阻滞之妙方。

3. 补中益胃法

适用：胃痛中气下陷证。

主症：胃部坠胀。

次症：不思饮食，食后症重，脘腹痞满，呕吐清水，漉漉水声，面黄体瘦，舌淡苔白，脉象沉细。

诊断：凡具备主症和任意二项次症即可诊断为胃痛中气下陷证。

辨证：脾胃气虚，中气下陷。

治法：补中益气，升阳举陷。

方药：自拟补中益胃汤。

炙黄芪30克，党参15克，白术10克，柴胡6克，炙甘草6克，枳壳10克，升麻6克，陈皮6克。

按语：本证系中气不足所致的胃痛气虚下陷证，自拟补中益胃汤由补中益气汤加减而成。方中黄芪为君补益中焦下陷之中气；且党参、白术、炙甘草健脾益气为主，并有陈皮健脾理气为佐；升麻、柴胡升举下陷之清阳为使药；方中枳壳虽为臣药但有理气宽中、行滞升提之功，为治胃下垂、子宫脱垂、久泻脱肛的要药，可助黄芪补益中焦下陷之气，又可防君臣药补气之逆。诸药合用共奏补中益气、升阳举陷之功，对胃痛中气下陷证疗效颇佳。

4. 滋阴润胃法

适用：胃痛胃阴不足证。

主症：胃灼隐痛。

次症：五心烦热，口干舌燥，嘈杂干呕，口渴不饮，烦急易怒，纳少便干，舌红无苔，脉象细数。

诊断：凡具备主症和任意二项次症即可诊断为胃痛胃阴不足证。

辨证：阴津不足，胃失濡养。

治法：滋阴润胃，和中止痛。

方药：自拟滋阴润胃汤。

北沙参20克，麦冬15克，生地15克，生甘草6克，生白芍10克，玉竹15克，山药10克，陈皮6克。

按语：本证系胃阴亏虚所致的胃痛，自拟滋阴润胃汤为一贯煎加减化裁而成。方中北沙参、麦冬、生地养阴润燥，生甘草、生白芍性味甘酸，酸甘化阴，具有敛阴止痛之效，佐以玉竹、山药滋阴润燥和中止痛，少佐陈皮行气宽中，诸药合用共奏滋阴润胃、和中止痛之功，润补胃中长期亏虚的津液，缓解胃痉挛引起的疼痛，具有良好的效果。

白芍、甘草合用亦为古方芍药甘草汤，治疗胃肠疾病中挛急作痛有奇效。白芍养血敛阴、柔肝止痛；甘草补中益气、润肺祛痰、缓和药性。白芍味酸，得木之气最纯；甘草味甘，得土之气最厚，两药配伍具有酸甘化阴、敛阴止痛之功，为治胃肠病痛症基础方。

5. 消食泻胃法

适用：胃痛食积证。

主症：伤食胃痛。

次症：胃部饱胀，厌食纳呆，嗳腐酸臭，吐后症轻，矢气酸臭，大便不爽，苔厚垢腻，脉象弦滑。

诊断：凡具备主症和任意二项次症即可诊断为胃病食积证。

辨证：饮食伤胃，宿食停滞。

治法：消食导滞，泻胃和中。

方药：自拟消食化积汤。

枳实10克，大黄10克，炒白术10克，鸡内金10克，半夏曲10克，陈皮6克，焦三仙30克，甘草3克。

按语：本证系暴饮暴食所致的食积胃痛，消食化积汤系枳实导滞丸、保和丸加减化裁而成。方中枳实、大黄为君，攻积泻热，行气消积；白术、陈皮健脾燥湿、调气和中，使攻积而不伤正为臣。鸡内金、焦三仙、半夏曲加强消食化积醒胃之功效为佐，甘草调和诸药为使。诸药合用共奏消食导滞、泻胃和中之功，使胃中食积得以消导，胃气恢复正常生理功能。

枳实、白术合用为古方枳术丸，白术用量重于枳实一倍，侧重健脾消痞。《金匮要略》枳术汤中，枳实用量重于白术一倍，侧重破气消痞，故重用枳实，意在以消为主，恐破气伤脾，故配白术健脾。目前临床用药多为复方，一张处方有十味左右，君药有2～3味，故白术、枳实用等量10克以健脾理气。凡纳食不香，餐后饱胀者均可选用。

6. 化瘀活胃法

适用：胃痛瘀血证。

主症：胃刺割痛。

次症：痛处固定，痛时拒按，夜间痛甚，痛时持久，呕血黑便，食后痛甚，舌质暗红，脉象弦涩。

诊断：凡具备主症和任意二项次症即可诊断为胃痛瘀血证。

辨证：瘀血停胃，胃络瘀阻。

治法：活血化瘀，通络活胃。

方药：自拟化瘀活胃汤。

丹参20克，生蒲黄10克，五灵脂10克，檀香10克，延胡索15克，九香虫3克，大黄5克，三七粉3克（冲）。

按语：本证系瘀血内停胃腑所致的胃脘痛，自拟化瘀活胃汤系采用丹参饮与失笑散加减化裁而成。方中用丹参、失笑散活血化瘀通络止痛为君；以三七增强活血化瘀之效，大黄清热化瘀，使瘀血下行，大便排出体外为臣；檀香、延胡索行气化瘀活血止痛为佐；九香虫行气止痛为使。诸药合用共奏化瘀通络止痛之功。

方中蒲黄、五灵脂合用为古方失笑散，蒲黄辛香性散，性凉而利，专入血分，有凉血止血、活血化瘀之功，本品既能收敛止血，又能活血祛瘀，此处用其活血化瘀之效；五灵脂气味俱厚，专走血分，有活血化瘀、行气止痛之功。两药合用，增强活血化瘀、通脉止痛的力量。

7. 温中暖胃法

适用：胃痛虚寒证。

主症：胃凉隐痛。

次症：遇寒痛甚，喜按喜暖，喜热饮食，畏寒肢冷，体乏无力，纳少便溏，舌淡苔白，脉象细弦。

诊断：凡具备主症和任意二项次症即可诊断胃痛虚寒证。

辨证：中阳不振，寒自内生。

治法：温补中阳，暖胃止痛。

方药：自拟温中暖胃汤。

黄芪30克，桂枝10克，土炒白芍15克，炙甘草6克，干姜10克，土炒白术10克，荜茇10克，党参15克。

按语：本证系日久感受寒凉或恣食生冷寒凉之品所引起的虚寒胃痛，自拟温中暖胃汤系黄芪建中汤合理中汤加减化裁。脾主升清，胃主受纳而降浊，今虚中有寒，脾胃升降失常而致虚寒胃痛。方中以黄芪、干姜为君，以甘温之黄芪补脾胃中气而升阳，以辛热之干姜，温中焦脾胃而祛胃寒；桂枝、荜茇辛温之品，助干姜温中散寒，党参、白术甘温之药助黄芪补益脾胃，佐以白芍和甘草缓急止痛，甘草为使，调和药性。诸药合用共奏温补中阳、暖胃止痛之功。

方中桂枝、白芍合用有桂枝汤调和营卫之意。白芍性寒，养血柔肝，敛阴而不滞邪；桂枝性温解肌和营，通阳而不伤阴。桂枝色赤常入血分，可通血脉；白芍色白入阴分，能益阴血。两药合用，一寒一温，一收一敛，一阴一阳，相互制约，共奏调和营卫、振奋中阳、缓急止痛、调和脾胃之功。

8. 化湿清胃法

适用：胃痛湿热证。

主症：胃痞灼痛。

次症：胸脘满闷，口苦口黏，头身重着，食欲不振，大便黏滞，肛门灼热，舌苔黄腻，脉象濡数。

诊断：凡具备主症和任意二项次症即可诊断为胃痛湿热证。

辨证：湿热之邪，阻滞中焦。

治法：清化湿热，调理气机。

方药：自拟化湿清胃汤。

黄芩15克，黄连5克，厚朴9克，大黄6克，六一散15克，清半夏9克，茵陈15克，陈皮6克。

按语：本证系湿热中阻胃腑引起胃痞灼痛之病症，自拟化湿清胃汤系泻心汤合连朴饮加减化裁而成。方中黄芩、黄连为君，苦寒燥湿、清热泻火；大黄、厚朴、清半夏、陈皮为臣，大黄荡涤体内湿热之邪，导泻下行，厚朴行气化湿，陈皮、半夏和中醒胃；茵陈清利湿热为佐；六一散为使，引湿热下行，从小便排出体外。诸药合用共奏清化湿热、调理气机之功。

方中六一散为《明论方》方，滑石180克、甘草30克，按6：1比例配方，研末冲服，每服10克，有凉暑利湿、利水消肿之功；茵陈味苦微寒，苦能燥湿，寒能清热，其气清芬，善渗湿而利小便，为去湿热，退黄疸要药。二药合用，起协同作用，可增强清热化湿、去暑除烦的功效。

9. 清热泻胃法

适用：胃痛实热证。

主症：胃痛灼热。

次症：痛势急迫，口干口苦，烦躁易怒，渴喜冷饮，大便干结，小便黄赤，舌红苔黄，脉象略数。

诊断：凡具备主症和任意二项次症即可诊断为胃痛实热证。

辨证：肝郁化热，火邪犯胃。

治法：疏肝清热，泻胃止痛。

方药：自拟清热泻胃汤。

黄芩15克，黄连5克，黄柏10克，栀子10克，生石膏30克，大黄6克，陈皮10克，生甘草5克。

按语：本证系因饮食失节，化热伤胃腑所致的胃痛实热证。自拟清热泻胃汤系由黄连解毒汤加味化裁而成。方中黄芩、黄连、黄柏为君，苦寒清胃中实热，黄芩清上焦火，黄连清中焦火，黄柏清下焦火。栀子通泻三焦之火，石膏清阳明实热为臣。大黄通下使热有去路，为防苦寒伤胃用陈皮健脾和中共为佐；甘草调和诸药。诸药合用共奏，疏肝清热、泻胃止痛之功。

黄芩、黄连配伍合用，出自《伤寒论》的三泻心汤及葛根汤，《医宗金鉴》取名二黄汤。芩连苦寒有清热燥湿、泻火解毒之功，为治实热火炽之要药。黄芩善清肺热祛大肠之热，黄连善泻心火，除湿郁之邪。黄芩善清热生之湿，黄连善清湿生之热。两药配伍，相得益彰，治湿热蕴结中焦甚效。

10. 疏气降胃法

适用：胃痛气逆证。

主症：胃痛呃逆。

次症：嗳气频作，恶心呕吐，嘈杂反酸，不思饮食，胃脘堵闷，餐后饱胀，舌苔薄白，脉象多弦。

诊断：凡具备主症和两项次症即可诊断胃痛气逆证。

辨证：腑气不通，胃气上逆。

治法：疏通腑气，降逆和胃。

方药：自拟通腑降胃汤。

枳实15克，白术15克，大黄10克，炒莱菔子30克，半夏9克，陈皮6克，旋复花9克，代赭石15克。

按语：本证系腑气不通、胃气上逆所致的胃痛气逆证，自拟通腑降胃汤，系枳实导滞丸与旋覆代赭汤加减化裁而成。方中重用枳实、大黄、炒莱菔子行气消食，通腑导滞，配用白术、陈皮、半夏健脾补气，降逆和中，以防大黄苦寒伤正。旋覆花、代赭石降气镇逆，和胃止呕。诸药合用共奏疏通腑气、降逆和胃之功。

旋复花、代赭石配伍，取《伤寒论》旋复代赭汤之意。中医认为诸花轻升，唯复花独降，能下气消痰涎，降逆以除噫气；代赭石苦寒体重，以寒清热，以重镇降，能镇胃降气以止逆止呕。二药配伍，增强镇逆降气、和胃止呕之功。

11. 化痰顺胃法

适用：胃痛痰饮证。

主症：胃痛痰多。

次症：胸中满闷，喉中痰阻，呕吐痰涎，纳食不香，胃脘痞闷，身困欲睡，舌胖苔腻，脉象细滑。

诊断：凡具备主症和任意二项次症即可诊断为胃痛痰饮证。

辨证：脾虚失运，痰饮凝胃。

治法：健脾助运，化痰顺胃。

方药：自拟化痰顺胃汤。

半夏10克，陈皮10克，茯苓15克，甘草6克，枇杷叶10克，白术10克，桂枝6克，旋复花10克。

按语：本证系因脾虚失运，水湿不化，凝结成痰，痰饮聚胃引起胃脘痛痰饮证。化痰顺胃汤系由二陈汤、苓桂术甘汤加味而成，方中用二陈汤燥湿化痰，理气和中，可涤荡胃腑痰饮。苓桂术甘汤健脾渗湿化痰饮。配合杷叶化痰降气，旋覆花降逆化饮，诸药配伍，可使痰涎顺胃而下，使脾胃功能恢复正常。

方中陈皮、半夏为《太平惠民和剂局方》二陈汤的君药、臣药。半夏辛温，入脾胃肺经，体滑性燥，能走能散，既得燥湿化痰，治痰湿咳；又能降逆止呕，治胃气上逆恶呕。陈皮味辛苦性温，辛散苦降，其性温和，燥而不烈，为肺、脾气分要药。既能健脾行气，治脾虚气滞的胃痛胃胀，又能燥湿化痰，治脾虚痰湿之痰饮凝胃。二药合用，增强健脾燥湿、化痰去饮的功效。

12. 驱蛔安胃法

适用：胃痛蛔虫扰胃证。

主症：胃痛吐蛔。

次症：胃痛乍作，痛时鼓包，痛止如常，能食消瘦，唇面虫斑，嗜食异物，苔白或黄，脉象多弦。

诊断：凡具备主症和任意二项次症即可诊断胃痛蛔虫扰胃证。

辨证：湿热生虫，蛔虫扰胃。

治法：驱蛔杀虫，止痛安胃。

方药：自拟驱蛔安胃汤。

乌梅15克，使君子10克，胡黄连9克，槟榔10克，苦楝皮6克，白芍12克，甘草6克，干姜5克。

按语：本证系因蛔虫窜胃引起胃脘蛔虫证。驱蛔安胃汤是乌梅丸加减化裁而成。方中重用乌梅、使君子有杀虫驱虫、消积安蛔之功。配苦楝皮加大杀虫之力，辅以胡黄连清热燥湿，行气调中。佐以槟榔杀虫消积通便，使蛔虫排出体外。用白芍、甘草为使，酸甘缓急，解毒止痛。干姜温中散寒，燥湿消痰。诸药合用共奏驱杀蛔虫、安胃止痛之功。

中医认为："蛔得酸则静，得辛则伏，得苦则下。"乌梅丸中有乌梅之酸，干姜、细辛之辛，黄连之苦，能使蛔虫安静，但杀虫之力不足，故本方重用使君子，既有杀虫消积之功，又有健脾益胃之效。

配合味辛苦性温的槟榔，辛温通散，苦温下降，既能消积导滞，又能杀虫驱虫。二药配伍合用，能使蛔虫麻痹安静，并通过泻下作用把虫体排出体外。

13. 止血护胃法

适用：胃痛胃络损伤证。

主症：胃痛呕血。

次症：胃痛剧烈，痛处固定，胃痛拒按，柏油样便，头晕乏力，烦躁心悸，舌紫瘀斑，脉象弦涩。

诊断：凡具备主症和任意二项次症即可诊断为胃痛胃络损伤证。

辨证：胃络损伤，血溢脉外。

治法：宁络止血，护胃止痛。

方药：自拟止血护胃汤。

白芍15克，甘草10克，白茅根20克，大黄10克，白及10克，仙鹤草15克，乌贼骨10克，三七粉3克（冲）。

按语：本证系血络损伤瘀积胃内所致的胃痛瘀血证。止血护胃汤方中以大黄、三七活血化瘀，凉血止血，祛瘀生新为君药；白茅根、仙鹤草清热凉血，乌贼骨、白及收敛止血为臣；白芍柔肝止痛为佐，甘草缓急止痛，调和诸药为使。诸药合用共奏宁络止血和胃止痛之功，对胃痛呕血有较好的疗效。

方中大黄、三七配伍为止血要药。大黄大苦大寒，其性沉而不浮，其用走而不守，既能荡涤胃肠实热，为苦寒攻下之品；又能活血化瘀止血，为治疗瘀阻作痛良药。三七味甘微苦性温，专走血分，善止出血、散瘀血、消肿块、止疼痛，为血家要药。二药配伍合用，加强活血化瘀、止血定痛之力，应用胃病出血，屡用屡验。

14.解毒养胃法

适用：胃痛毒物损伤证。

主症：毒袭胃痛。

次症：误食毒物，恶心呕吐，不思饮食，脘腹痞满，体乏汗出，心悸烦躁，舌紫暗红，脉沉细数。

诊断：凡具备主症和任意二项次症即可诊断为胃痛毒物损伤证。

辨证：毒物侵袭，胃气阻滞。

治法：清解毒物，养胃止痛。

方药：自拟解毒养胃汤。

绿豆30克，甘草10克，白芍20克，全车前30克（包），大黄10克，土茯苓20克，五汁（注：梨汁7毫升、姜汁1毫升、马蹄汁3毫升、奶汁10毫升、藕汁5毫升）饮（送服）。

按语：解毒养胃汤以绿豆、甘草为君药，具有解毒化毒、止呕止痛之功，配合全车前、土茯苓利尿解毒，使毒从小便排出；大黄荡涤胃肠，使毒从粪便排出体外；白芍、甘草缓急止痛，另配五汁饮频频服下，保护胃黏膜，以防止损伤胃络，又有解毒养阴之效。若误食毒物时间不长，应先采取涌吐法或洗胃后应用本法治疗，效果更佳。

治泻十法

大肠传导功能失常可导致泄泻和便秘两个病，针对泄泻的辨证治疗，我归纳了治泻十法。

1. 散寒化湿法

适用：寒湿中阻证。

主症：泄泻清稀，或如水样。

次症：大便腥秽，腹痛肠鸣，恶心纳呆，胸脘满闷，身体沉倦，寒热头痛，舌淡苔白，脉象濡弱。

诊断：凡具备主症和任意二项次症即可诊断为寒湿中阻证。

辨证：寒湿外袭，脾失健运。

治法：温化寒湿，健脾助运。

方药：藿香正气散合胃苓汤加减。

藿香15克，苏叶10克，苍术10克，陈皮10克，半夏10克，大腹皮10

克，厚朴10克，猪苓15克，泽泻10克，生姜8克。

按语：久居潮湿之地，湿邪内困。复因炎热饮冷贪凉或淋雨涉水，风寒束表，卫阳被郁，内侵中焦，脾失健运，肠失传导，导致腹泻。本方既能疏散风寒，芳香化浊，又能燥湿分利，健脾助运，使湿浊得化，风寒外解，胃肠功能得以恢复而泄自止。若风寒表证重者加防风、荆芥以加强疏风散寒之力。

2. 清热（暑）利湿法

适用：湿热下迫证。

主症：暴泻下迫。

次症：泻后不爽，便黄臭秽，肛门灼热，腹部疼痛，烦热口渴。

诊断：凡具备主症和任意二项次症即可诊断为湿热下迫证。

辨证：湿热下注，传化失常。

治法：清热利湿，调理肠胃。

方药：葛根芩连汤合六一散加减。

葛根10克，黄芩15克，黄连6克，滑石30克，甘草5克，藿香10克，厚朴10克，茯苓10克，半夏10克，木香10克。

按语：长夏时节，暑湿较盛，湿热合邪，蕴阻三焦，传化失常，清浊不分，下注大肠，而成泄泻。本方能表里双解，清化湿热，恢复胃肠运化传导功能而止泻。若见高热渴饮，苔黄脉数之热重于湿者加银花、连翘、石膏以清解暑热；若见胸闷困倦，渴不欲饮，苔厚脉滑之湿重于热者，加薏米、佩兰、藿香以芳香化湿；若气虚体弱者宜加太子参补气健脾，扶正以祛邪。

3. 消导和中法

适用：食积停滞证。

主症：暴食腹泻。

次症：臭如败卵，泻后痛减，脘腹胀满，嗳腐恶食，舌苔垢厚，脉象滑数。

诊断：凡具备主症和任意二项次症即可诊断为食积停滞证。

辨证：食积停滞，伤及胃肠。

治法：消食导滞，和中止泻。

方药：保和丸加减。

陈皮10克，半夏曲10克，茯苓10克，大黄炭10克，炒莱菔子15克，黄连6克，木香10克，枳壳10克，鸡内金10克，焦三仙60克。

按语：《黄帝内经》云"饮食自倍，肠胃乃伤"。凡暴饮暴食或误食不洁食物，损伤脾胃，以致水谷不化，清浊相混而下，致伤食泻。本方能清除停积在胃肠的食滞以恢复胃肠功能而止泻。伤食泻一般为泻下不爽，方中少量大黄炒炭，有荡涤胃肠积滞之功，此即"通因通用"之意。

4. 健脾化湿法

适用：湿盛困脾证。

主症：大便溏薄。

次症：胸闷肠鸣，食少腹胀，小便不利，四肢酸重，面黄神疲，舌淡体胖，舌苔白滑，脉象沉滑。

诊断：凡具备主症和任意二项次症即可诊断为湿盛困脾证。

辨证：脾胃虚弱，湿困中焦。

治法：补益脾胃，化湿止泻。

方药：参苓白术散加减。

黄芪15克，党参15克，白术10克，茯苓10克，甘草8克，炒莲子肉10克，炒薏米15克，炒山药10克，炒扁豆10克，煨葛根10克。

按语：脾胃为后天之本，气血生化之源。湿盛困阻中焦，阻碍气机，损伤脾胃，脾胃虚弱则运化无权，升降失常，清浊不分而致泻。本方一方面补气健脾以扶正，另一方面化湿分利以祛邪，使邪去正复，脾胃健运，清升浊降，泄泻自愈，参苓白术散能健脾化湿而止泻。慢性泄泻，多兼有下肢水肿，方用黄芪补气消肿意在补肺气，党参补气健脾意在补脾气，用葛根是仿东垣升阳之意，此为治湿盛泄泻之佳方。

5. 调和肝脾法

适用：肝脾不和证。

主症：平素胁痛，气怒泻重。

次症：腹痛而泻，肠鸣矢气，胸胁胀满，嗳气纳少，泛吐酸水，舌苔薄腻，脉象沉弦。

诊断：凡具备主症和任意二项次症即可诊断为肝脾不和证。

辨证：肝气横逆，脾失健运。

治法：调和肝脾，缓痛止泻。

方药：痛泻要方加味。

防风10克，白芍15克，白术10克，陈皮10克，黄连6克，柴胡10

克，元胡10克，茯苓10克，煅瓦楞子15克，川楝子8克。

按语：肝喜条达，若情志不舒，肝气郁结，失于条达，可横逆犯脾，使脾胃损伤，产生脾胃不和型泄泻，若因脾气虚引起肝脾不和，主要表现为腹部挛急作痛和胃肠症状，治疗重点是健脾；若因肝气实引起肝脾不和，临床见胸胁胀满、暖气犯急等气郁证，治疗重点是疏肝，本方培土抑木，调理肝脾，肝脏条达，痛泻自止。此为临床常用的疏肝理脾、缓痛止泻方剂。

6. 温中健脾法

适用：中焦虚寒证。

主症：腹痛隐隐，大便稀溏。

次症：遇冷症重，得热症轻，喜热饮食，纳少不香，腹胀肠鸣，神疲气短，舌淡苔白，脉沉细弦。

诊断：凡具备主症和任意二项次症即可诊断为中焦虚寒证。

辨证：中焦虚寒，运化失司。

治法：温中散寒，健脾助运。

方药：附子理中汤加味。

附子10克，党参15克，焦白术10克，干姜5克，甘草10克，茯苓10克，莲子肉10克，肉豆蔻10克，陈皮10克，木香10克。

按语：凡饮食失节，嗜食生冷，损伤脾胃致脾胃虚弱，无力腐熟和运化水谷。脾胃阳气衰微则寒自内生引起虚寒型泄泻。用附子理中汤温中健脾。若阴寒内盛加蜀椒、饴糖助附子、干姜以温散寒凝，缓急止痛，此即大建中汤之意；若虚寒泻而腹痛喜按偏于虚者，加桂枝、白芍、饴糖以温中补虚，缓急止痛，此即小建中汤之意。

7. 健脾益胃法

适用：脾胃虚弱证。

主症：纳少不香，大便溏薄。

次症：餐后饱胀，肠鸣嗳气，倦怠无力，短气懒言，面色萎黄，身体消瘦，舌淡苔白，脉沉细弱。

诊断：凡具备主症和任意二项次症即可诊断为脾胃虚弱证。

辨证：脾胃虚弱，传导失常。

治法：健脾益胃，调中止泻。

方药：香砂六君子汤加减。

党参15克，白术10克，茯苓10克，甘草10克，大枣3枚，木香10克，砂仁3克，陈皮10克，半夏10克，生姜2片。

按语：脾胃为仓廪之官。胃主受纳腐熟水谷；脾主运化输布精微，为气血生化之源，五脏六腑四肢百骸皆赖以养，故古人称"脾胃为后天之本"。若脾胃虚弱，不仅会患有胃肠道疾病，还可影响其他脏腑功能，导致多种慢性疾病的产生。反之，脾胃功能正常，气血来源充足，即使其他脏腑有病亦能转归良好。所以说健脾益胃法是治疗慢性疾病的一个基本法则，故有"善治胃者能调五脏"之说。

8. 补益心脾法

适用：心脾两虚证。

主症：食少失眠，腹胀便溏。

次症：体倦神疲，心悸健忘，眠中多梦，面白无华，经水量少，舌淡苔白，脉细无力。

诊断：凡具备主症和任意二项次症即可诊断为心脾两虚证。

辨证：心脾两虚，传导失职。

治法：补益心脾，安神止泻。

方药：归脾汤加减。

黄芪15克，党参15克，白术10克，茯神10克，甘草10克，炒枣仁10克，远志10克，莲子肉10克，木香10克，龙眼肉10克。

按语：在五行与五脏关系中，心属火，脾属土，火（心）能生土（脾），心脾两脏有互相滋生的关系。同时，心主血，脾主统血，凡心脾两虚，气血亦亏，治宜补益心脾，双补气血，但重点在于补脾，因脾胃为后天之本，气血生化之源，心血是由脾转输水谷精微所化生，所以补气健脾即可以养心益血。临床上见神经衰弱的病人伴有腹泻等胃肠症状，宜用本方加减。

9. 温补脾肾法

适用：脾肾阳虚证。

主症：黎明五更，腹痛即泻。

次症：肠鸣辘辘，泻后痛止，喜热畏寒，下肢觉冷，腰酸腿软，疲乏无力，舌淡苔白，脉象沉细。

诊断：凡具备主症和任意二项次症即可诊断为脾肾阳虚证。

辨证：脾肾阳虚，大肠失固。

治法：温补脾肾，固肠止泻。